夫婦で始める妊活読本

木下孝一
KOICHI KINOSHITA

幻冬舎MC

夫婦で始める妊活読本

はじめに

私がこの本を書こうと思ったきっかけは、「自分の大切な人に渡す本」があれば妊活のきっかけが変わる、選択が変わると思ったからです。

ぜひ、この本を読んでみて共感や納得ができたならば、自分の大切な人にこの本を手渡してみてください。妻が夫に、夫が妻に、彼女が彼氏に、彼氏が彼女に、母が娘に、父が娘に、祖父が孫に、祖母が孫に、会社がスタッフに、親友が親友に……。

夫婦、パートナー、家族や社会が協力して妊活、不妊治療を開始できるお手伝いができればと思っています。

国立社会保障・人口問題研究所の調査によると、３組に１組の夫婦が、「赤ちゃんが欲しいのになかなかできない」という不妊の悩みを抱えています（２０１５年「第15回出生動向基本調査」より）。

本書を手に取ったあなたも「妊活って具体的に何から始めればいいのかな……」「不妊治療を検討しているけれど、私たちはど

はじめに

のような治療法を選べばよいのかわからない」と不安を抱きながら、信頼のおける情報を探し求めていることでしょう。

昨今ネットやメディアでは「体外受精は遺伝子操作をしているから、健康な子が生まれない」「40代になると、不妊治療の効果はない」などといった、医師からすればとんでもない誤った情報が溢れ返っています。実際には、最先端の治療で妊娠の確率を高めることができるのに、誤った情報を信じ、機会やタイミングを逃してしまう夫婦は少なくありません。

そもそも不妊の原因の多くは、加齢によって生じる卵巣機能の低下によるものです。あまり知られてはいませんが、卵子の数は生まれた頃から徐々に減っていきます。また、自分自身が年齢を重ねていくのと同様に、もちろん卵子そのものも老化します。卵子が老化すると受精をしても育たないことが多くなるのです。

つまり、不妊治療は時間との戦いともいえるのです。それだけに、誤った情報に惑わされるなどして無駄な時間を過ごすわけにはいきません。

では、待望の赤ちゃんを少しでも早く授かるためにはどうすればいいのでしょうか。

私は大学卒業後、医師になったときから生殖医療に特化したプロになりたいと、不妊治療の研さんに励んできました。

不妊治療を専門に治療を施す日々のなかで、幸せになるために妊活をスタートしたはずなのに、結果の出ないストレスや孤独感、終わりの見えない治療に不安を抱え、つらい思いをしている夫婦をたくさん見てきました。

ストレスや不安をなるべく軽減させながら妊活に取り組んでほしい……そんな思いを強く抱いた私は、〝より短期間での妊娠を目指す〟をコンセプトに掲げ、地元滋賀県にて木下レディースクリニックを開院。

以降、最先端の医療と夫婦の希望（費用やプランなど）に寄り添いながら、最適な治療を提供しています。

その結果、35歳の初期胚移植の妊娠率、胚盤胞移植の妊娠率が全国平均26・9％、45・8％（日本産科婦人科学会調べ）であるのに対し、当院に通う35～39歳の妊娠率は現在、全国平均を上回る実績を誇っています。

　そこで本書では、妊活を始める夫婦に向けて「妊活における正しい知識」と「不妊治療の現状」について、できるだけわかりやすくまとめました。なかでも、私がこれまでに積んできた経験と実績を踏まえ、できるだけ短期間での妊娠を実現する方法を詳しく取り上げています。

　加えて、夫婦が互いに協力し合える関係を築くためのコミュニケーションのヒントもつづりました。なぜなら妊活には、パートナーのサポートが必要不可欠だからです。

　夫婦が一緒に正しい知識を身につけ、適切な治療法を選択し、協力し合いながら取り組んでいるケースほど、妊活はうまくいくと私は現場で実感しています。

　本書が一組でも多くのご夫婦の手元に届き、子どもを授かるきっかけとなれば、著者としてこれに勝る喜びはありません。

目次

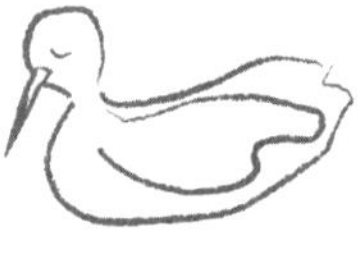

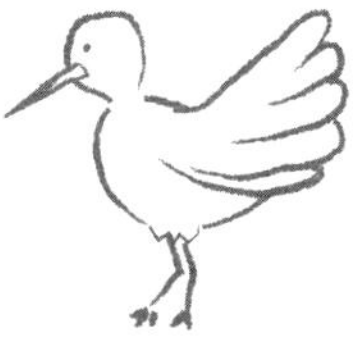

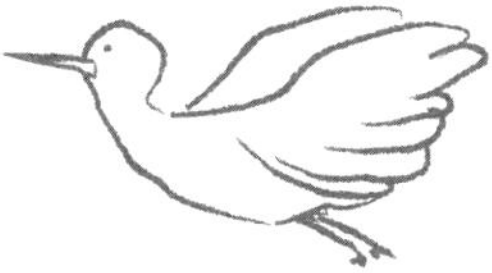

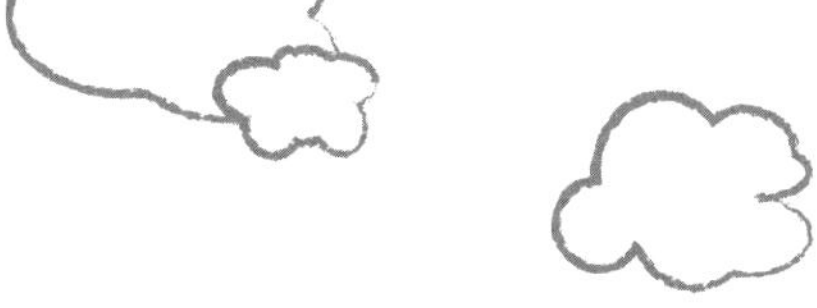

第1章

あなたの妊娠はここから始まる

根も葉もない情報に、振り回されてはいませんか？

・ネットの情報は信頼できる発信元か、エビデンスがあるかを確認する

妊活を始めようとしている人や妊活中の多くの人はネットでさまざまな情報を得ていることでしょう。

あるアンケート調査によると、「妊活をするうえで参考にしていた情報源」のトップはネット（ネットニュース、ブログ、ＳＮＳ等）が81・６％。雑誌や書籍などの出版物が36・４％、信頼している医師が34・５％でした（ミキハウス「妊活アンケート２０１７」より）。

ネット上には、良質な情報も確かに数多くあります。多くのレディースクリニックが、ホームページで妊活にまつわる情報やデータを掲載していますし、日本産科婦人科学会をはじめとする学会も、一般の方に向けて妊活の情報を発信しています。

また、ブログで赤ちゃんを授かったという記事に勇気づけられた、ＳＮＳでは同じ境遇の人と妊活中の悩みを共有できる、という方も多くいます。

しかしその一方で、首をひねりたくなるような情報を目にすることも少なくありません。エビデンス（医学的根拠やデータ）のない情報が飛び交っていたり、一方的で偏った情報が発信されたりするケースも散見されます。

このような誤った情報に振り回されないようにするためには、その情報が正しいものかどうかを見極める必要があります。情報収集をするうえで、その発信元は信頼できるものか、エビデンスに基づく情報であるかなどを確認する必要があります。

また、ＳＮＳの書き込みで中傷を受けたという患者さんの声を聞くこともあります。妊活中は気持ちがセンシティブになりがちですから、ブログやＳＮＳに参加する際には、できるだけ冷静さを保つことです。ネット上にはあらゆる情報が飛び交っていますから、今の自分に合わないと感じたときは、思いきって参加しないのも一つです。

・スピリチュアルな情報に頼りがちな女性も少なくない

エビデンスのない情報について少し触れましたが、例えば妊娠菌付きのお米がフリマアプリで取引されているのを見たときは、さすがの私も目を疑いました。物販会社が自社製品を少しでも多く売るために、1合500円という高額な値段で販売していたのです。この妊娠菌付きのお米は実際に人気が出て、どんどん売れていきました。

私は長年不妊治療に向き合ってきましたが、これまで「妊娠菌」という言葉すら聞いたことがありません。もちろん科学的根拠もありません。

医療に携わる者として、私は顧問弁護士に「販売している人は訴えられないの？」と相談したほどです。

一般の方でも「妊娠菌付きのお米？　何それ？」と首をかしげる人は多いはず。けれども、なかなか赤ちゃんを授からないご夫婦にとっては、わらをもつかむ思いで「試してみようかな」と思ってしまうものです。

やがてこのお米は、効能を謳っているため医薬品医療機器等法（旧薬事法）に抵触する恐れがあると、運営会社によって削除され始めました。

ほかにも「陣痛が来ている人が赤ペンで書いた富士山の絵をもらうと赤ちゃんができる」というジンクスから、手描きの赤富士がフリマアプリで多数販売されたことがあり、これも物議を醸しました。

私はこれまで、不妊治療に取り組む何千組ものご夫婦に出会ってきました。

それゆえ、何かにすがりたい気持ちは痛いほどによくわかります。妊娠菌付きのお米を買うのもいいでしょう。友人から赤富士の絵をもらうのもいいと思います。

けれども、あまりに度を越えて目に見えないものばかりに頼ってしまうと、現実的な判断を誤る可能性があります。なかには多額のお金を投じてしまい「だまされた……」と悲しい結果を招くケースもあるのです。

こうした目に見えないもの、スピリチュアルなものが話題になるたび、私はあらためて医師としての思いを強くします。子どもを望む気持ちに寄り添い、根拠のあるデータをもとに医療を提供し、一組でも多くのご夫婦に赤ちゃんを抱いてもらわなければならないと――。

特に妊活を進めていく過程では、参考にしようとしているその情報には科学的根拠はあるのかどうかをしっかり見極めながら、できる限り冷静に「出産」というゴールに向かって歩んでいく必要があります。

食事に関する流行りの情報だけに惑わされないで！

・ビタミンDは多くとったほうがいいって本当？

妊活中の女性に向けた、食事に関する情報もネット上に溢れています。

しかし現時点では、食べるだけで妊娠率が高まるという食材は特定されていません。世の中に１００％妊娠できる食べ物は存在しないのです。

食べ物と不妊症に関する研究は、これまで数多く行われてきました。実際に論文でも発表されていますが、そのほとんどは報告によって結果が異なるのです。つまり統一した結果が出ていません。

ここで、今注目されている栄養素の研究について見ていきましょう。

今、妊活中の患者さんから大注目を浴びているのが「ビタミンＤ」です。ビタミンＤは魚やキノコ類に多く含まれる栄養素です。ネット上では「ビタミンＤの血中濃度が低いと、体外受精の成功率が低い」「ビタミンＤが不足すると、着床しにくい」といった情報をよく見かけます。しかし、実際に論文を調べてみるとあらゆる結果が出てきました。

- □十分なレベルのビタミンDが認められた女性は、臨床的妊娠率および生児出産率が上昇したという結果が認められている
- □ビタミンDと流産との関係は確認されていない
- □ビタミンDの投与を試みても、妊娠にかかわる臨床結果の改善は得られない
- □ビタミンDの濃度は、妊娠の確率や1年未満の妊娠の成立などと相関しない
- □ビタミンDの血中濃度が極めて低い20ng／mℓ未満の例においては、早期自然流産のリスクの上昇がみられた

つまり「ビタミンDが生殖にかかわっている」というメカニズムは数多く報告されているものの、ビタミンDによって妊娠率が上昇したという情報もあれば、改善は得られないというデータもあり、必ずしも一致しているわけではないのです。

また、ビタミンＤがＡＲＴ（生殖補助医療のことで「体外受精」「顕微授精」「凍結融解胚移植」などの総称）の成績にどのような影響を与えるかという点に関しても、必ずしも一致した結論は出ていません。

ビタミンＤを否定するわけではありませんが、現状ではビタミンＤだけを過大評価することはできないといえます。バランスの良い食事をとることが大切です。

・最近流行りのＬ－カルニチンって？

最近、患者さんから「Ｌ－カルニチンをとったほうがいいって本当ですか？」という質問をされます。実際に私も、Ｌ－カルニチンのサプリメントには注目しています。

Ｌ－カルニチンとは、脂肪代謝（脂質からエネルギーに変換すること）に必要不可欠な必須アミノ酸で肉類（特に羊の肉）に多く含まれます。体内でも生成されますが、そのピークは20代といわれていて、加齢とともに作られにくくなるうえ、さらには減少していきます。

では、Ｌ－カルニチンは脂肪代謝にどうかかわっているのでしょうか。

脂肪代謝は、細胞のミトコンドリア内で行われています。しかし、脂質だけではミトコンドリアの膜を通過することができません。脂質が脂肪酸に分解されてＬ‐カルニチンと結びつくことで、ミトコンドリア内に運ばれます。そこでようやく脂質はエネルギーに変換され、筋肉や心臓を効率よく動かすのです。

このＬ‐カルニチンが不足すると、脂肪酸はもとの脂肪となり、これが内臓脂肪や皮下脂肪になってしまいます。

ある臨床研究では、食事制限のみの症例と、食事制限をしつつＬ‐カルニチンを摂取した症例とでは、後者のほうが減量したという結果が得られています。以降Ｌ‐カルニチンは、ダイエット用サプリメントとして注目を集めるようになったのです。

このＬ‐カルニチンが、近年妊活でも注目されています。

マウス実験では、Ｌ‐カルニチンの投与でミトコンドリアの機能低下が改善され、卵胞の成熟を改善することが明らかになっています。

また臨床試験では、１日あたり１～４ｇのＬ‐カルニチンの補給を３～６カ月間にわたり投与したところ、精子の濃度や精子数、運動精子のパーセンテージと高運動性精子のパーセンテージにプラスの影響を与えたことが示されました。

こうした結果からＬ-カルニチンは、卵子の質や精子の運動性の向上に影響しているといわれるようになったのです。

ただし、良質なＬ-カルニチンは高額で販売されているケースが多く、またサプリメント業界ではトレンドの入れ替わりが激しいため、注目はしつつも冷静な気持ちで、摂取するかどうかを判断することが大切です。

・唯一有益なデータがあるのは葉酸だけ

妊娠中にとるべき栄養として、一般に摂取をすすめられているのが「葉酸」です。

葉酸はビタミンＢ群に属し、ビタミンＢ12とともに赤血球の産生を助けているため、造血のビタミンと呼ばれています。

ほうれん草や枝豆、鶏レバー、焼きのりなどに多く含まれています。

ビタミンをはじめとする栄養素のなかで、しっかりとしたエビデンスのもと、不妊症の対策や妊娠に関して有益とされているのは、実はこの葉酸だけなのです。

最新の論文に書かれている葉酸の特徴についてみていきましょう。

□葉酸はＤＮＡの産生にかかわっていて、配偶子（＝精子や卵子のこと）の形成、受精、妊娠などにかかわる可能性がある
□葉酸は、食材に含まれるものでも、サプリメントに含まれるものでも、人の生殖能力に重要な役割を果たしているのではと考えられている
□出産年齢の女性は神経管欠損を防ぐために１日０・４〜０・８㎎の葉酸を摂取することをすすめられている
□１９９０年代初頭からアメリカの公衆衛生局やＣＤＣ（アメリカ疾病予防管理センター）は、出産年齢の女性に葉酸を摂取することをすすめている
□葉酸の服用者に自然流産が上昇すると報告されたが、のちの研究でリスクを上昇させることはないと訂正されている

これらを簡単にまとめると、次のようになります。

①葉酸は細胞分裂や胎児の正常な発育に役立つ働きをするので、胎児の細胞増殖が盛んな妊娠初期には重要

②妊娠初期は胎児の神経管の形成期であり、この時期に葉酸摂取が不足すると、神経管閉鎖障害の発症リスクが高まる

③出産年齢の人には葉酸摂取をすすめる

神経管閉鎖障害とは、先天的に脳や脊髄がうまくくっついていない状態を指します。脳や脊髄などの中枢神経系のもとである神経管が作られる、妊娠の4～5週頃に起こります。

日本では出生した赤ちゃん1万人に対し約6人の割合でみられており、厚生労働省は２０００年から、妊娠の可能性がある女性には葉酸をとるようすすめています。

「自然派志向」になりすぎてはいませんか？

・自然療法にこだわりすぎると、不妊治療の開始が遅れる？

ネットの情報ではありませんが、日本人の文化には根強い「自然派志向」があります。食材でも化粧品でもできるだけ自然由来に近いもの、オーガニックを好む人がたくさんいます。妊娠に関しても同様で「自然に任せるのが一番。医療の力で赤ちゃんを授かるのは、自然の摂理に反する」と考えてしまいがちです。

しかしこの「自然派志向」が、妊娠率を下げてしまうこともあるのです。

なかなか赤ちゃんを授からない場合、多くの人が体質改善するために体操を始めたり、食事療法を実践したりするものです。そして試行錯誤をしながらあれこれ試しているうちに、１年、２年と時間が経ってしまい、つい不妊治療を始める時期が遅れてしまうのです。

不妊の原因の多くは、加齢によって生じる卵巣機能の低下、生理を繰り返すことで進行する女性特有の疾患によるものです。私たちが生まれてから年齢を重ねていくのと同様に、もちろん卵子も年を重ねます。加齢とともに卵子の数が減り、卵子そのものが老化していくため妊娠しづらくなるのです。

では女性が「妊娠したい」と思ったとき、一番妊娠しやすいのはいつなのか？

その答えは、ずばり人生で一番若い「今」です。

私は仕事柄、不妊治療は結果がすべてだと考えています。常に１００％の妊娠率を目指し治療を行っていますが、残念ながら〝すべての人が最先端の不妊治療を始めてすぐに、子どもを授かるわけではない〟というのが事実です。

つまり妊活は、時間との戦いといえます。こうしたなかで待望の赤ちゃんを早く授かるためには、できるだけ早くから自分の体をチェックし、必要であればなるべく早くから治療を選択肢に入れて、計画を立てていくことが大切です。

体質改善のための体操も、健康に配慮した食事療法も、確かに良い心がけです。しかし妊娠を望むのであれば、あまり自然にこだわりすぎず視野を広げてみることです。ほかの選択肢やエビデンスに基づいた最新の治療について学び、すべての選択肢を並べたうえで、どうすべきかを真剣に考えていく必要があります。

一般の婦人科ではなく、専門的な病院に相談をしたり検査をしたりして、自分の体の状況をきちんと知ることから始めてみましょう。特に女性は、卵子の高齢化が不妊に影響を及ぼすので、早めの検査をおすすめします。

少し極端な言い方かもしれませんが、本当に自然が一番となると、年齢とともに病気になるのも自然の摂理です。その状態であっても、そのままにしておくのが一番と思えますか？

それでは「世の中医者いらず」ということになります。これはどう考えても、おかしな話です。

・自分たちの状態を知るために、検査を受けてみる

妊活中の女性で「なかなか授からないのは、きっと神様が二人に子どもはいらないと言っているんだよ。不妊治療をしてまで欲しいとは思わない」と夫が言うので諦めてしまったという方がいました。

しかし子どもを持つ、持たないは夫婦のどちらか一人が決めることではありません。

夫婦二人がよく話し合うこと前提で自然に任せるのも一つですが、医療がこれだけ進歩しているわけですから、なぜ子どもができないのか検査をしたり、専門医に相談したりするのも有効な方法です。自分たちの状態を知ったうえで、不妊治療をするかしないかを決められてはいかがでしょうか。

子どもができない理由には、さまざまな原因が考えられます。確かに神様の采配もあるのかもしれませんが、原因がわかったことで治療をし、出産に至るケースは数多くあります。

特に現在は、医療も驚異のスピードで進歩する時代です。選択肢が数多くあるなかで「自然に任せて、ほかは選ばない」と決めてしまうのではなく、自分たちは今どんな状態なのか、世の中にはどんな治療法があるのかを知ったうえで、取捨選択することをおすすめします。

「最先端の不妊治療は最後の手段」と考えてはいませんか？

・なるべく早めに不妊治療クリニックの門を叩きましょう

「不妊治療＝妊活の最後の手段」というイメージを持つ方は少なくありません。しかしこれはとんでもない勘違いです。すでに前述しましたが、妊活をスタートするご夫婦はできるだけ早い段階で、夫婦で一緒にクリニックを訪れるべきです。

「子どもが欲しい」と妊活をスタートし、避妊なしの夫婦生活を送ることで、通常約半分の夫婦が半年のうちに妊娠します。「なかなかできないな」と思いながらも夫婦生活を続けると、残り半分の夫婦が、半年で妊娠します。大体1年で80％の夫婦が妊娠するといわれています。

もちろん年齢によっても差はあります。ある調査では、30〜32歳の女性が避妊をやめて6カ月で妊娠する確率は41%、1年で妊娠する確率は66%だったという結果が出ています（参照「日本のカップルの年齢と第1子を授かるまでの受胎待ち時間」小西祥子、佐方奏夜子、大庭真梨、Kathleen A O, Connor 人口学研究２０１８ 58：1-18）。こうしたデータもぜひ参考に知っておいてください。

「避妊をやめて半年経っても子どもができない……」と不安を感じ始めたら、早めに不妊治療専門のクリニックに相談しましょう。具体的な目安としては、避妊をやめて半年〜1年経っても妊娠しない場合です。

不安は放っておくほど募り続けます。原因がわかれば明確な対処法がわかり、次のステップに進めますから、ずっと悩み続ける必要はないのです。

とある患者さんから「不妊治療のクリニックに行くまでは、原因がわかることすら怖かった。けれど原因がわかってしまえば、その原因を解決すればいいと前向きになれたんです」と言われたことがありますが、本当にこの言葉のとおりだと思います。

なんとなくのイメージでクリニックに行くことを怖がったり、詳しく知ることを避けたりするのではなく、まずは夫婦で検査を受けることが、妊活を成功させるための近道です。

不妊治療は決して妊活の最後の手段ではありません。なんとなく不安をため込み続けるのではなく、早く体の状態をきちんと知って、前向きな妊活に取り組むことです。

・親世代の情報は、時代に即していないこともある

妊活夫婦のなかには、親世代から情報を得たりアドバイスをもらったりすることも多いと思います。しかし親世代の情報を参考にする際には注意が必要です。なぜならこの30年で、不妊治療に関する医療は大きく進化を遂げているからです。

少し突然ですが、あなたは「体外受精」にどんなイメージをお持ちですか？

人によっては遺伝子操作を想像したり、カプセルのなかに卵子と精子と栄養剤を混ぜたりと、まるでＳＦの世界をイメージする方もいるかもしれません。しかしそれらは大きな誤解です。

まず体外受精は、染色体や遺伝子を故意にいじることは一切ありません。受精とは簡単にいうと、精子と卵子が出会うことです。これが人によっては、なかなか体内で出会いづらいケースがあるのです。そういった場合に私たち医師がお手伝いをして、体外で精子と卵子が

出会う環境をつくる。出会えたら「受精卵」という一つの生命体になったかどうかを確認して、お母さんの子宮に戻していく。これが体外受精です。

２０００年当時、体外受精で生まれる赤ちゃんの割合は97人に１人でしたが、２０１６年時点では18人に１人となっています（日本産科婦人科学会「ＡＲＴデータブック（２０１７年）」より）。もはや、体外受精は珍しいものではないのです。

少し専門的な話をすると、かつては体外で受精させた受精卵をそのままお母さんの子宮に戻すのが一般的でしたが、現在は受精させた受精卵を凍結保存し、子宮の状態がベストな時期を選んで融解し、戻すケースが増えています。そんなことができるの？　という声も聞こえてきそうですが、医療の技術は日進月歩で進化しているのです。

ですから、親世代の情報を参考にしながらも、自分で最新情報を集めることが非常に大切です。

正しい知識をもとに、最適な治療を選ぶことが大事

・「治療を受ける価値がどれくらいあるか」を考える姿勢を持つ

妊活はデリケートな問題ですから、多くの人は身近に相談できる相手がいないものです。その分、ネットや書籍の情報に頼らざるを得ないというのが本音でしょう。

妊活や不妊治療は選択の連続です。限られた時間のなかで、病院選びから不妊治療の方法の選択、経済的負担についても考えなければなりません。

いつ、どの病院で、どんな治療をすべきなのか。慎重に選択していく必要があります。

「なかなか妊娠できなかったけれど、病院や治療法を変えたら、やっと赤ちゃんを授かった」というご夫婦も多くいます。つまり病院選びや治療法の選択はそれほど重要なのです。

選択の際に大切なのは、正しい知識のもと夫婦二人にとって最適な病院や治療を選んでいくことです。では、具体的に何を基準にして選べばいいのか。

その答えは繰り返しになりますが、必ずエビデンス（医学的根拠）があるかどうかを最低

限理解し、ご夫婦ともに納得したうえで選択することです。

例えば、不妊治療クリニックの主治医にある女性がこう質問したとします。

「ネットで卵子が若返るというドリンクを見ました。飲んでいる友達が妊娠したと言っています。アンケートでは良くなったと実感した人が95％もいたそうですが、どう思いますか？」

そして主治医がこう答えたとする。

「へぇー、そのドリンクには妊娠できる成分があるのかもしれないね。飲んでみる価値ありそうだね。今月から購入して飲んでみたら？」

これはもはや、不妊治療ではなく民間療法です。このようなアドバイスを受けにわざわざ専門のクリニックに行く必要はないのです。

民間療法の否定はしませんが、こうした商品は副作用や人体に影響が出ないことが重要で、効果を実証したから販売されているわけではありません。

聞こえの良い噂話やスピリチュアルな情報を心のよりどころにするのも否定はしませんが、それは確かな結果を求める医療ではない、ということを理解する必要があります。

妊活や不妊治療に取り組む際には、次の3つのポイントを情報や選択の判断基準とします。

①提示されているデータや情報は、あなたの妊活にどのような良い影響を与えるか
②データの信ぴょう性は高いかどうか
③治療として行うのであれば、良いか悪いかの○×で選ぶのではなく、「どれだけ良いのか」を判断できる数字、説明が記載されているか

これらをもとに正しい知識を得て、夫婦にとって最適な妊活を進めていきます。以降では、最新のデータを用いた不妊治療の正しい知識についてみていきましょう。

第2章

データで学ぶ不妊治療の正しい知識

できる男は知っている！　男と女の体の違い

不妊治療の相談に来るご夫婦に、最初に必ず話すことがあります。

それは、男と女の体の違いについてです。妊娠するには精子と卵子が必要ですが、これらの作られ方はまったく異なります。

精子は毎日作られますが、卵子は年齢とともに減る一方なのです。

子どもを望むなら、この重要なポイントをしっかり頭に入れておくことが必要です。以降で詳しく解説していきましょう。

・精子は毎日1億個作られている

精子は男性の「精巣」という臓器で作られます。

精巣のなかで育まれ、約3カ月すると精液として体外に射精されます。毎日射精を行ったとしても1億個以上の精子が作られ射精されます。

つまりセックスさえできれば、男性は何歳になっても子どもをつくるチャンスがあります。時々「俺の先輩は50歳で子どもができた。すごい！」と言う人がいますが、年齢が20歳でも40歳でも60歳でも、外に出される精子の年齢は約３カ月。医学的に考えれば、女性が妊娠可能な年齢であれば、男性は何歳であっても子どもができる可能性は十分にあるのです。

・卵子はお母さんのお腹にいるときが最多。生理のたびに１０００個ずつ減っていく

しかし、卵子は事情がまったく異なります。

卵巣のなかには、卵子の元となる「原始卵胞」があります。この原始卵胞の数は、お母さんのお腹にいる胎生期（５～６カ月くらい）が最も多く、約７００万個蓄えています（図１）。そしてそれ以降、新たに作られることはありません。つまり減る一方なのです。

お母さんのお腹から「オギャー」と生まれる頃に、原始卵胞は２００万個まで減少します。生理が始まる思春期には20万～30万個になり、その後生理のたびに大体１０００個ずつ減っていきます。換算すると、１日30～40個の原始卵胞が減り続けているといわれています。50歳近くなると、その総数は１０００個に近づくにつれて更年期となり閉経へと向かいま

図1　女性の一生と原始卵胞の数の変化

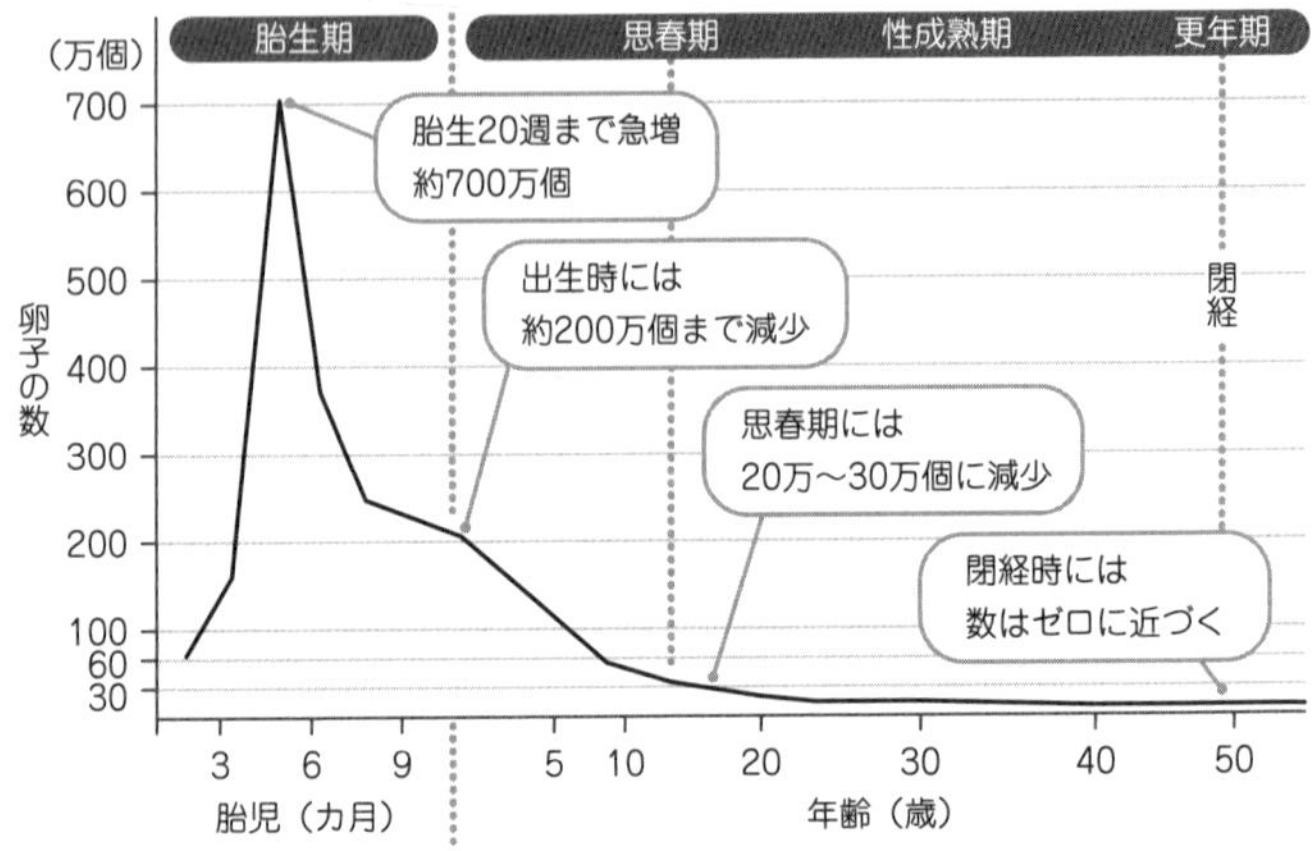

参照：日本産科婦人科学会編著「HUMAN＋」を基に作成

す。つまり女性には、子どもを生む明確なタイムリミットがあるのです。

また、20歳の女性の体内にある卵子は年齢と同じ20歳、30歳の体内にある卵子は年齢と同じ30歳です。

精子の年齢はいつでも約3カ月ですが、卵子は自分と同級生だと考えてください。

つまり、女性が年齢を重ねると卵子も同じように老化するため、妊娠しづらくなったり流産しやすくなるのです。

ですから妊活を始める際には、まず女性の卵子の状態について夫婦で理解を深めることが大切です。

検査をとおして女性の体の状態を知り、「いつ生むか、どの時期に子どもを作るか」について夫婦で一緒に考え、計画を立てることが重要です。

男性の場合も加齢によってセックスができなくなったり、精子の動きが低下したり、精子のＤＮＡに損傷が生じたりすることはもちろんありますが、女性に比べると年齢による影響はかなり低くなります。

妊娠の定義とは？

ところでそもそも「妊娠」とは、何をもっていうのでしょうか。

・排卵した当日に受精、受精した約1週間後に着床し、妊娠スタート

まず自然妊娠の場合です。

卵巣のなかには、卵子の元となる原始卵胞が数十万個あります。卵胞とは、卵子を包む袋状のものを指します。排卵ごとにそのなかの約１０００個が成長します。そのうち十数個が、

図２ 卵巣中の卵胞の発育イメージ

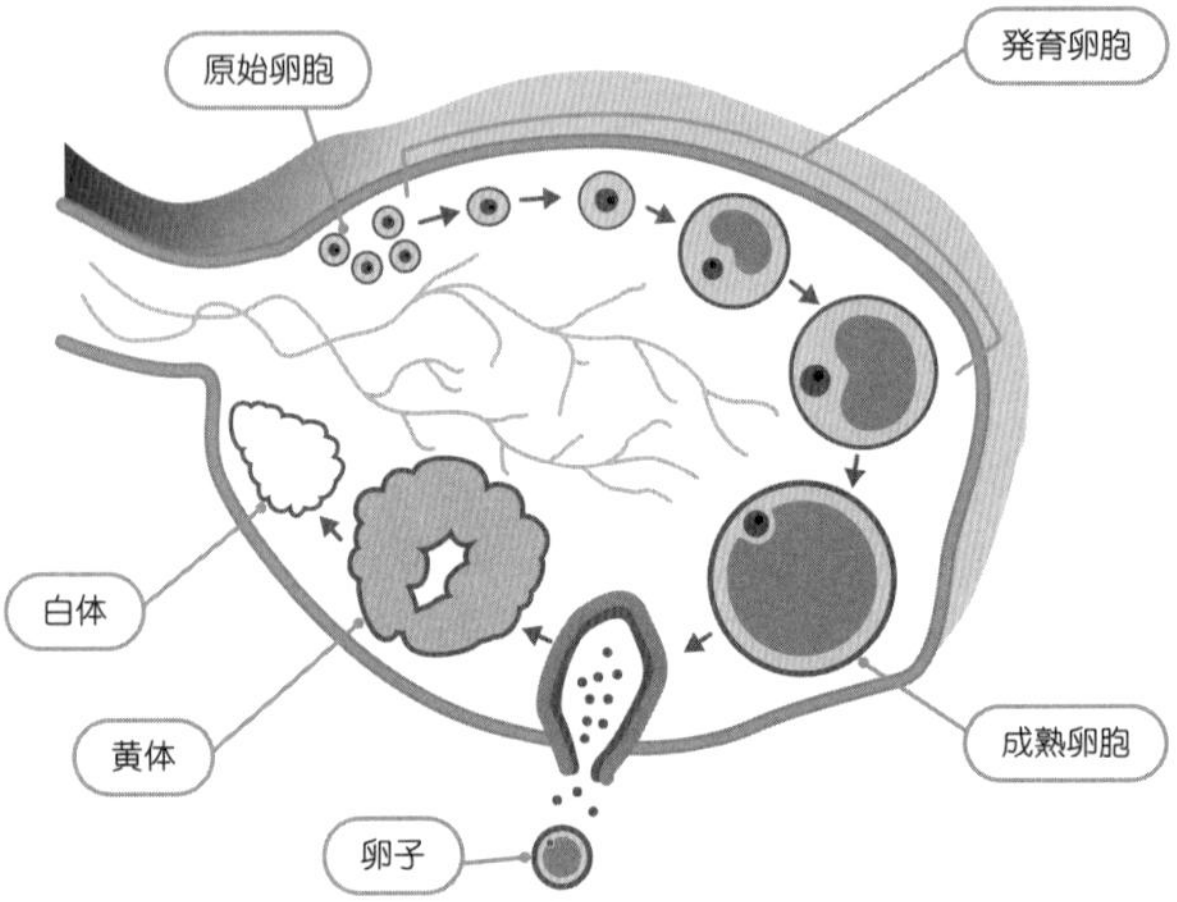

排卵の時期に合わせて分泌される卵胞刺激ホルモン（ＦＳＨ）の働きで成長を開始します。

そのなかで、一番成熟した卵胞１個だけが主席卵胞と呼ばれます。この卵胞のなかに１個の卵子が入っています。

主席卵胞が成熟すると、なかの卵子が飛び出します。これを排卵といいます。約１０００個成長し始めたうち、排卵されるのは１個だけです。それ以外は体内に吸収されてなくなります（１０００個あったとしたら、９９９個は消えてしまいます）（図２）。

唯一排卵された卵子は「成熟卵（成熟した卵子）」と呼ばれます。成熟卵とは、受精する準備ができている卵のことです。成熟卵は、子宮につながる卵管に入ります。

図3 精子と卵子が出会うのは卵管膨大部

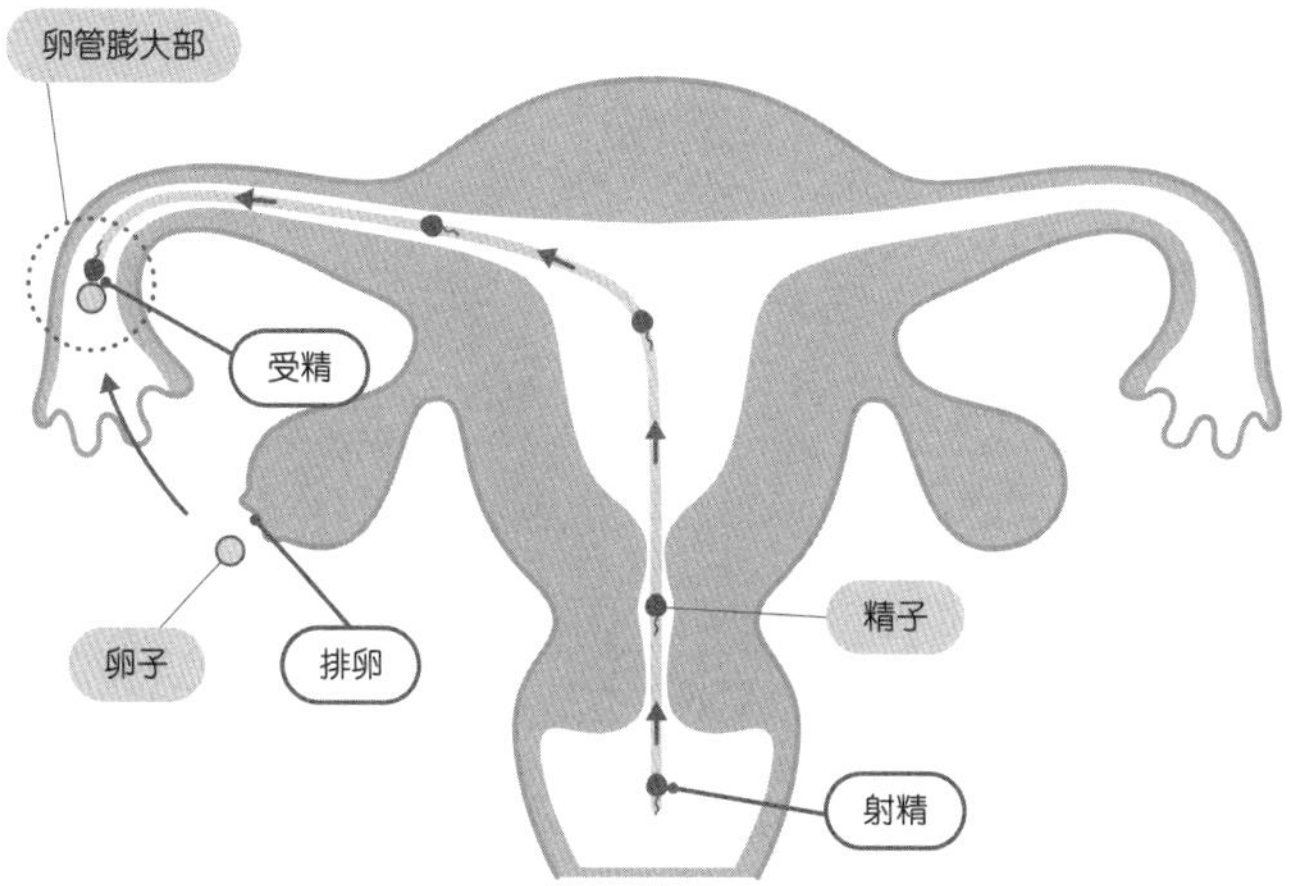

一方、射精された精子は子宮口から卵管に入ります。卵管（正確には卵管膨大部と呼ばれる卵管の一部）で卵子が精子と結びつくと「受精卵」となります（図3）。

成熟卵と受精卵は表現が似ていますから、間違えないよう整理しておきましょう。

・成熟卵……受精する準備ができた卵子のこと
・受精卵……卵子と精子が結びついた細胞のこと

受精卵は、4～6日かけて細胞分裂を繰り返しながら卵管を進んでいき、子宮内に到着します。子宮の外側は子宮筋層という筋肉でできていて、その内側は子宮内膜という粘膜で覆われています。子宮内膜は妊娠準備に入るとフカフカになります。

子宮に到着した受精卵は、このフカフカの子宮内膜へと潜り込み、根を張ります。これを着床といいます。子宮内膜に着床することで、初めて妊娠の開始となります（図4）。

受精から着床まで、通常は約1週間かかります。

ちなみに妊娠が成立しなかった場合、フカフカの子宮内膜ははがれ落ちて、体外へ出ていきます。これが生理です。

・当院では体外受精の場合、最短で妊娠するのは1カ月半後

続いて、体外受精の場合についてです。1章でも少し触れましたが、体外受精とは精子と卵子の出会いの場をつくることです。クリニックによってプロセスは千差万別ですから、ここでは私のクリニックを例に挙げます（図5）。

図4 受精卵が子宮内膜に潜り込んだら妊娠成立

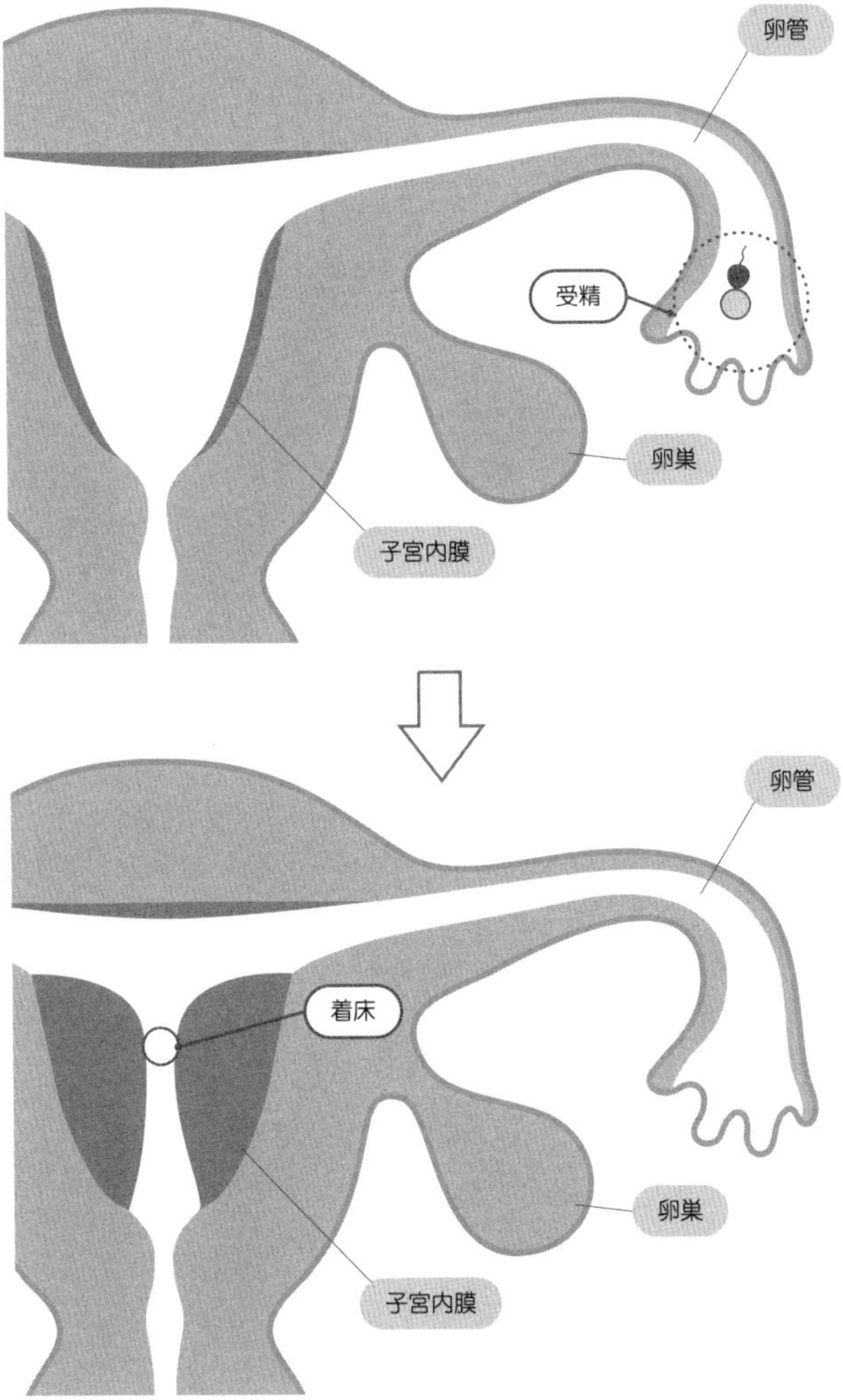

①卵巣機能評価…年齢と卵巣機能を総合的に評価する

②調節卵巣刺激…それぞれの卵巣機能に合わせて、ホルモンの分泌を促す内服薬や注射で卵巣を刺激し、卵子を育てる。自然排卵の場合、成熟卵は毎月1個しかできないが、卵巣刺激によって、消えてなくなるはずの卵子に「大きくなっていいよ」と指令を出し、複数の成熟卵を育てる

③採卵………育てた卵子を回収する

④受精………卵子と精子を採卵当日に受精させて培養する（成長させる）

※男性には当日射精してもらい、精子を回収しておく

⑤凍結………胚（受精卵が発育したもの）を凍結する

⑤融解………生理が来たら20～25日かけて子宮内膜をしっかり育て、子宮内膜が7㎜を超えたら融解（受精卵をとかす）する

⑥胚移植……子宮内に胚を戻す

⑦妊娠判定……胚移植の2週間後に妊娠判定が可能になる

図5 木下レディースクリニックでの体外受精の流れ

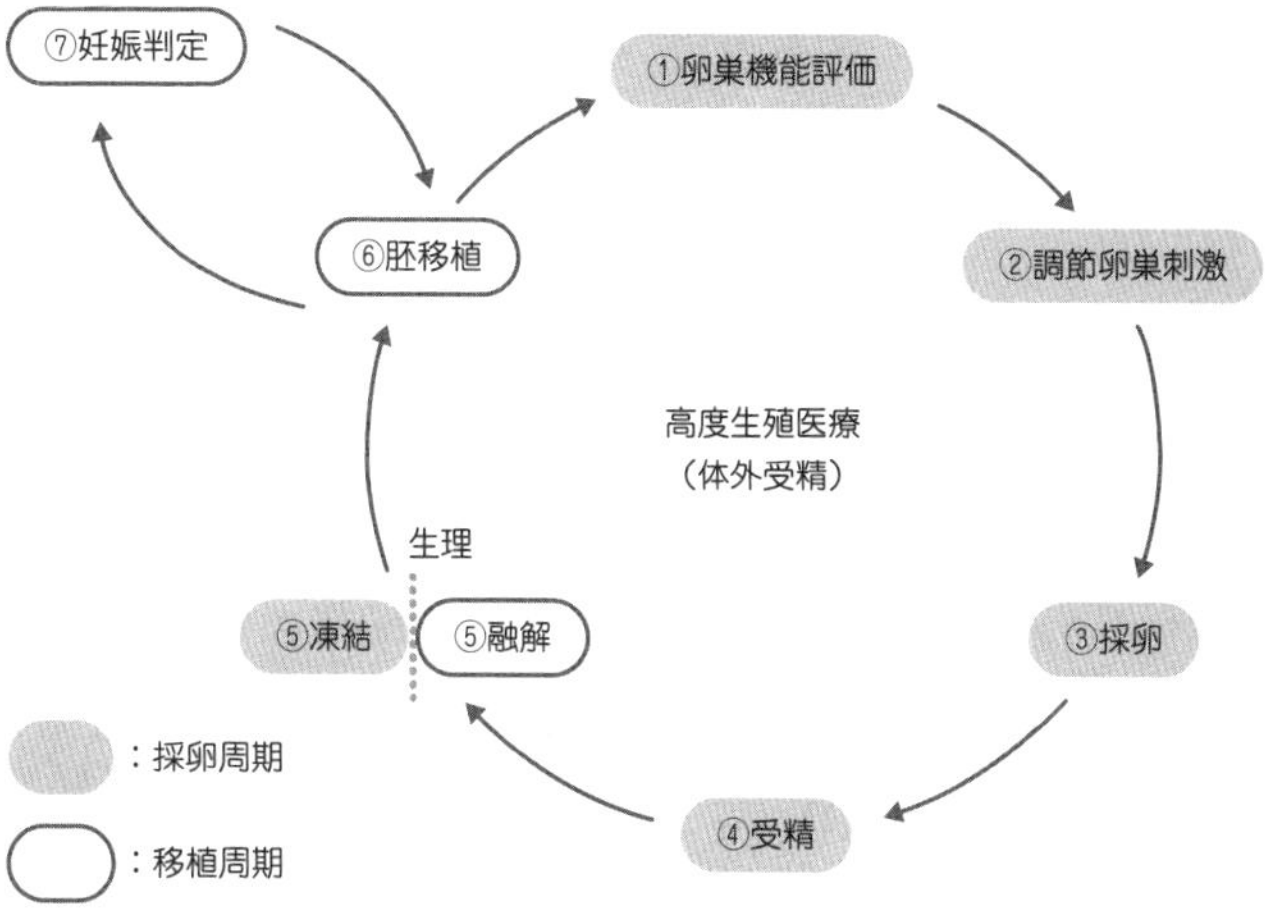

通常、受精すると受精卵はどんどん発育します。発育を始めた受精卵を胚と呼びます。

受精卵は次々と名前が変わり混乱しやすいので、次ページの図6にまとめておきます。体外受精の場合は、①〜⑦まで大体1カ月半の時間を要します。

・体外受精は染色体疾患のある子が生まれやすい？

例えば、染色体疾患の一つであるダウン症。「不妊治療を受けている方は、染色体異常の赤ちゃんが生まれやすい？」と質問されることがあります。

すでに前述したように、大前提として体外受

図6 受精卵の様子

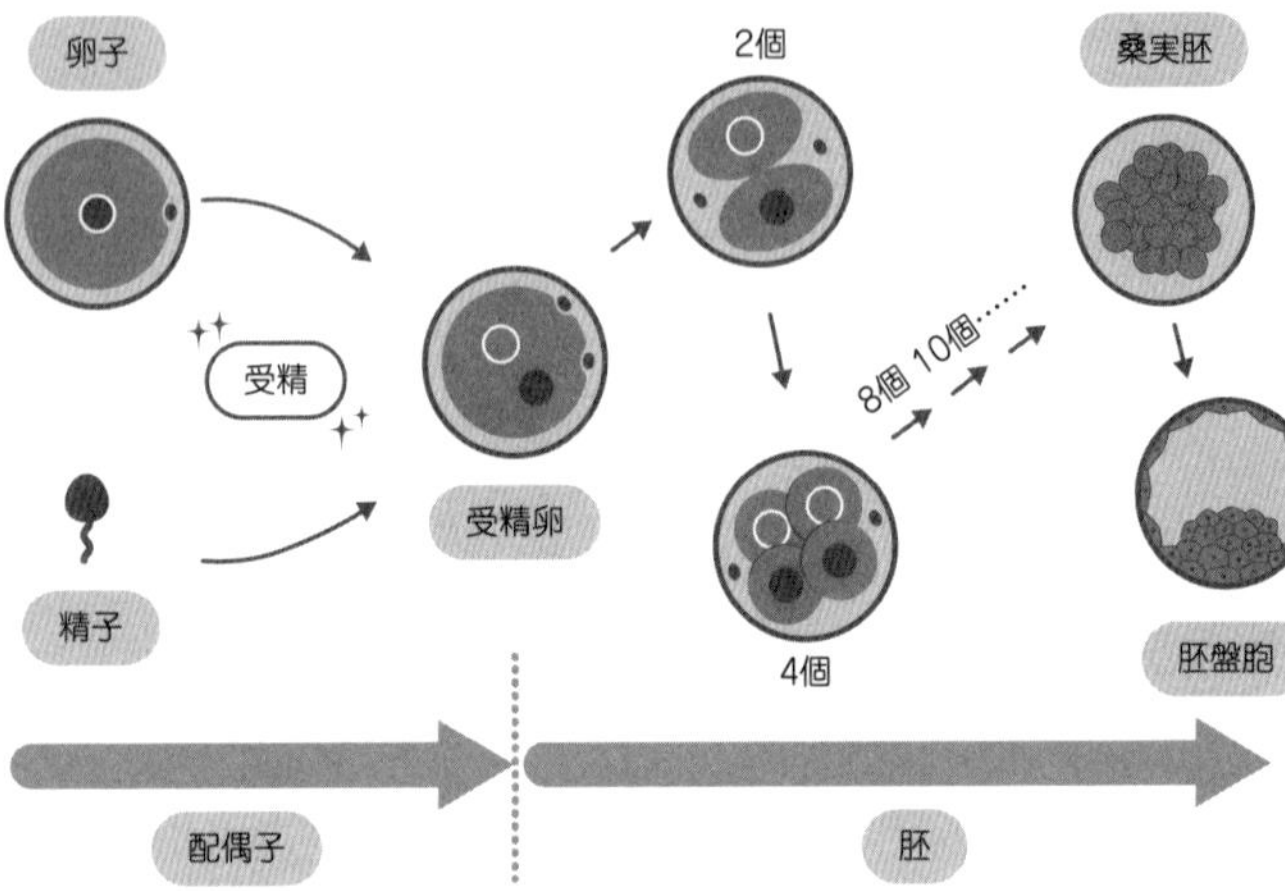

精や関連する医療行為によって染色体を直接操作することは決してありません。しかしながら不妊治療によって、染色体疾患のある子が生まれる確率が高くなるという噂が出てしまうのはなぜでしょうか。

その理由は、不妊治療そのものが原因ではありません。染色体異常の子を妊娠する確率は、母親の年齢が高くなるにつれて高まります。30歳と40歳を比べると、その確率は10倍に、また40歳を超えると、さらに高まります。

つまり不妊治療をしたからではなく、不妊治療を受ける人は高齢妊娠の方が多い。高齢妊娠の場合、染色体疾患を持つ赤ちゃんが生まれる可能性が高まる。そのため不妊治療では、染色体疾患を持つ赤ちゃんが生まれる確率が高いと勘違いされ、情報が広まったのだと思います。

不妊症の定義とは?

意外と知られていないのが「不妊症」についての定義です。

不妊症は「症」とつくので、いわゆる病気をイメージする人も多いと思います。がん細胞によって体の組織がダメージを受けると「がん」という病名がつく。転んで骨が折れると「骨折」という病名がつく。しかし不妊症の場合はちょっと特殊で、次の2点においてほかの病気と異なります。

①体に病がなくても病名がつく
②原因がわからない場合も多い

まずは、①体に病がなくても病名がつく、についてみていきましょう。

不妊症の定義は、**「妊娠を望む健康な男女が、避妊をしないでセックスしているにもかかわらず、1年間妊娠しない状態のこと」**とされています。

つまり、赤ちゃんが欲しいという思いがなければ、「不妊症」という病名はつかないのです。極端に言えば、特に赤ちゃんを望まない夫婦が避妊をせずにセックスし、妊娠しない場合は不妊症とはいいません。

なぜこんな話をするのかというと、不妊治療には大前提として「ご夫婦の思い」が大切であると知ってほしいからです。夫婦が二人とも「赤ちゃんが欲しい」と思っているのに、なかなか授からない。このとき初めて不妊症と診断されます。夫婦二人が「赤ちゃんが欲しい」と思って初めて、不妊治療も開始します。


続いて、②原因がわからない場合も多い、についてです。

通常、病気は何らかの症状が出てから検査をし、原因を探し、診断して治療します。

しかし、不妊症の場合は痛みや不快感がなく、原因の特定が難しいケースが多くあります。

生殖医療の内容や地域、施設によって報告されている結果はさまざまですが、原因不明の場合が約50％を占めるという報告もあります。精巣も卵巣も異常がないのに妊娠できないケースや、あらゆる不妊検査の値が正常であっても妊娠しないケースがあります。

残り50％のうち、男性側が16％、女性側が16％、残りの18％が両方に原因があるというデータがあります。もちろん、原因がわかり対処可能な場合は治療していきますが、このように不妊の原因がわからない場合も多いというのも事実です。

30歳から40歳までの間で女性の妊娠率は劇的に下がる

・不妊治療の妊娠率は40歳で14・5％

次の表は、「ＡＲＴ（生殖補助医療）の妊娠率・生産率・流産率」です（図7）。グラフをもとに、それぞれの妊娠率を見ていきましょう。

世界的に妊娠しやすいピークは25歳といわれます。これはＡＲＴによる不妊治療でも同様です。25歳から30歳までがほぼ横ばい。30歳を超えると、穏やかながら妊娠率は下がってい

図7 ART（生殖補助医療）の妊娠率・生産率・流産率

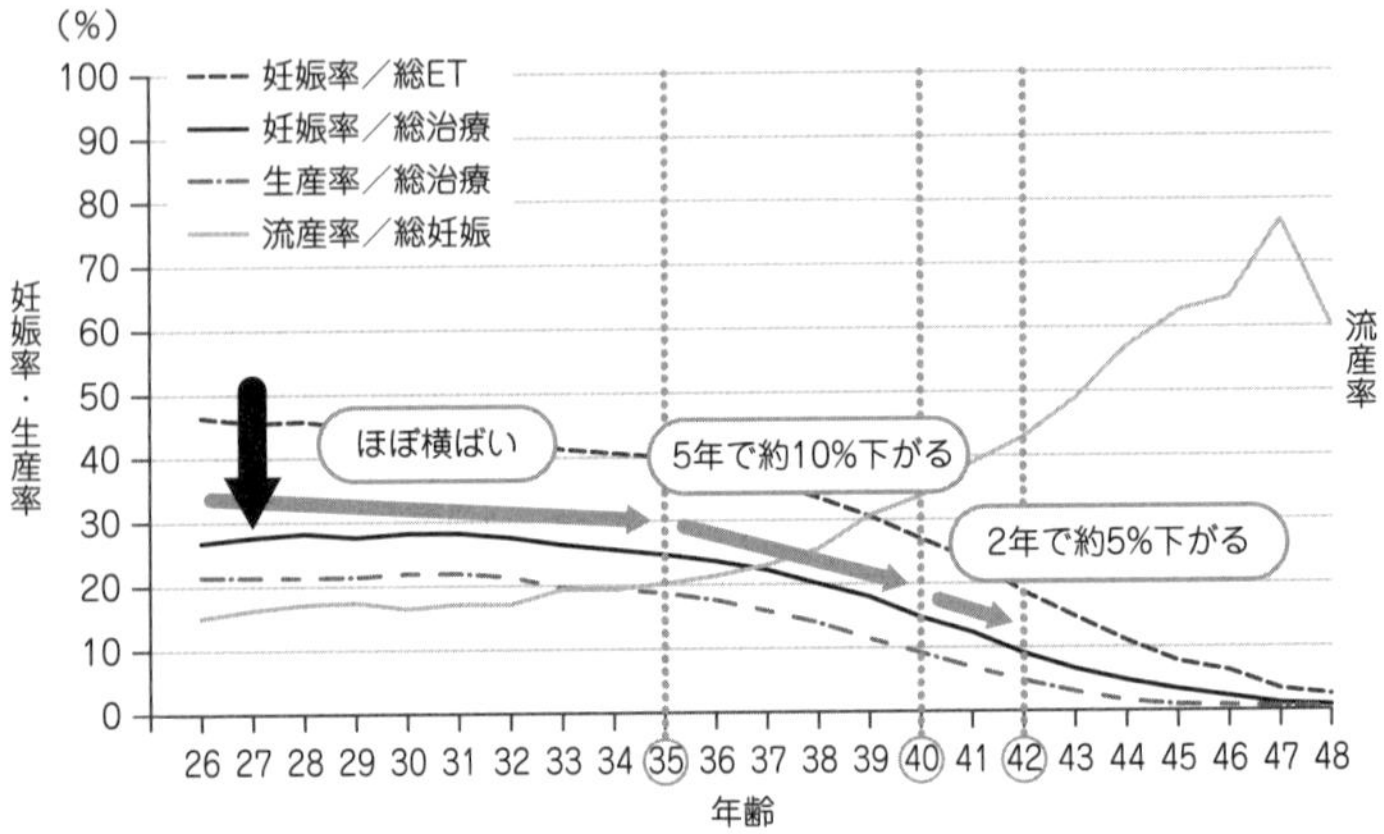

参照：日本産科婦人科学会「ARTデータブック2017」を基に作成

ます。では35歳を過ぎるとどうなるか。

35歳から40歳までの5年間は、30歳から35歳までと比べ、妊娠率が急激に下がります。つまり、妊娠率は35歳からの5年間で10％以上落ちるのです。

40歳になると、妊娠率は30代前半の半分くらいになります。妊娠率はさらに下降し、42歳までの2年間で妊娠率はさらに5％下がり、全体として10％を切ります。40代を過ぎると、治療をしても赤ちゃんを抱っこできる確率はかなり低くなってきます。

もちろん40代でもチャンスがないわけではありません。自分たちが後悔しないよう、一生懸命治療に励むご夫婦もたくさんいます。

私のクリニックでは、実際に40代後半で妊娠された方もいます。

ここでしっかり見ておいてほしいのは、女性の妊娠率は年を重ねるごとに均等に下がるわけではないということです。

赤ちゃんが欲しい場合、30～35歳までの感覚のまま、35歳以降を過ごさないことがとても重要なのです。5年前の30歳のときにこのことを理解していたご夫婦と、5年前に気づくことなく35歳になって理解したご夫婦とでは、結果が変わってくることがあります。

もちろんこのデータがすべての人に当てはまるわけではありません。

人の体は一人ひとり異なりますから、妊娠しやすい人もいれば、そうではない人もいます。けれども自分たちが今、世の中の平均でどこに位置しているのかを知っておくことは、妊活をするうえでとても役立ちます。

子どもがいる生活、いない生活。どちらを選んでも正解です。後々後悔だけはしないよう、どんな選択肢があるのか情報をきちんと集めたうえで、どういう生き方をしていくか、自主的に選ぶことが大切です。

不妊治療を始める前に

当院では不妊治療を始める際、ご夫婦双方に「赤ちゃんが欲しいと思っているか」をしっかり確認したうえで、同意書にサインしていただいています。

体外受精は前述したとおり、精子と卵子が出会って初めて受精卵となります。当たり前のことですが、精子は男性のもので、卵子は女性のものです。受精卵になった瞬間に夫婦二人のものとなります。

また、決して忘れないでいただきたいのは、赤ちゃんに対する思いだけでなく、夫婦が互いを思いやり、支え合う関係を築くことも非常に大切だということです。

私の経験則ですが、お互いを支え合い、相手のことをちゃんと思いやれているご夫婦ほど、妊活がうまくいくケースは多いと実感しています（もちろん全員ではありませんが……）。

お互いを思いやれる関係であれば、仮に赤ちゃんを授かれなかったとしても、妊活をとおして二人の絆がより深まることで、以降もずっと幸せに暮らしていけます。

だからこそ、妊活をとおして互いに支え合い、思いやりのある夫婦関係を築くことを大事にしてほしいのです。

ごくごくまれに、不妊治療の過程で夫婦が離婚してしまうケースがあります。

この場合、どちらか一方だけが「赤ちゃんが欲しい」と主張しても、残念ながら受精卵は破棄することになります。医療の現場で数多くのご夫婦をみてきた立場から、夫婦の関係構築についてのアドバイスは第4章で詳しく触れています。ぜひ参考にしてください。

体外受精はもはや特別な治療ではない

・体外受精で生まれる赤ちゃんは18人に1人

体外受精は、いまや特別なことではありません。

ここで、体外受精の歴史と現状について簡単にまとめました。

世界で初めて体外受精によって赤ちゃんが誕生したのは、1978年のことです。世界初の体外受精ベビーとして知られるイギリスのルイーズ・ブラウンさん。ブラウンさんはその後すくすくと育ち、大人になって結婚し、その後自然妊娠で出産をしました。２０１８年に40歳を迎えています。

この体外受精を成功させたイギリスの生物学者ロバート・G・エドワーズ博士は、その功績が認められ、２０１０年にノーベル生理学・医学賞を受賞しました。

日本では１９８３年に、東北大学で国内初の体外受精による赤ちゃんが生まれました。

その後、顕微授精法や凍結胚・融解胚移植なども行われ、日本は世界有数の生殖補助医療大国になってきています。

日本産科婦人科学会の発表によると、２０１６年に国内で5万４１１０人の子どもが体外受精で生まれています。この年の総出生数は97万６９７９人ですから、18人に１人が体外受精で生まれていることになります。累計で見ると、約53万人の赤ちゃんが体外受精により誕生しているのです。

つまり、近年体外受精をはじめとする不妊治療は珍しいものではないということです。体外受精と聞くと特殊な治療を受けるような気がするかもしれませんが、決してそんなことはありません。正しい情報を身につけて、ぜひ選択肢の一つにしてもらいたい治療です。

図８　生殖補助医療の実施件数と出生数

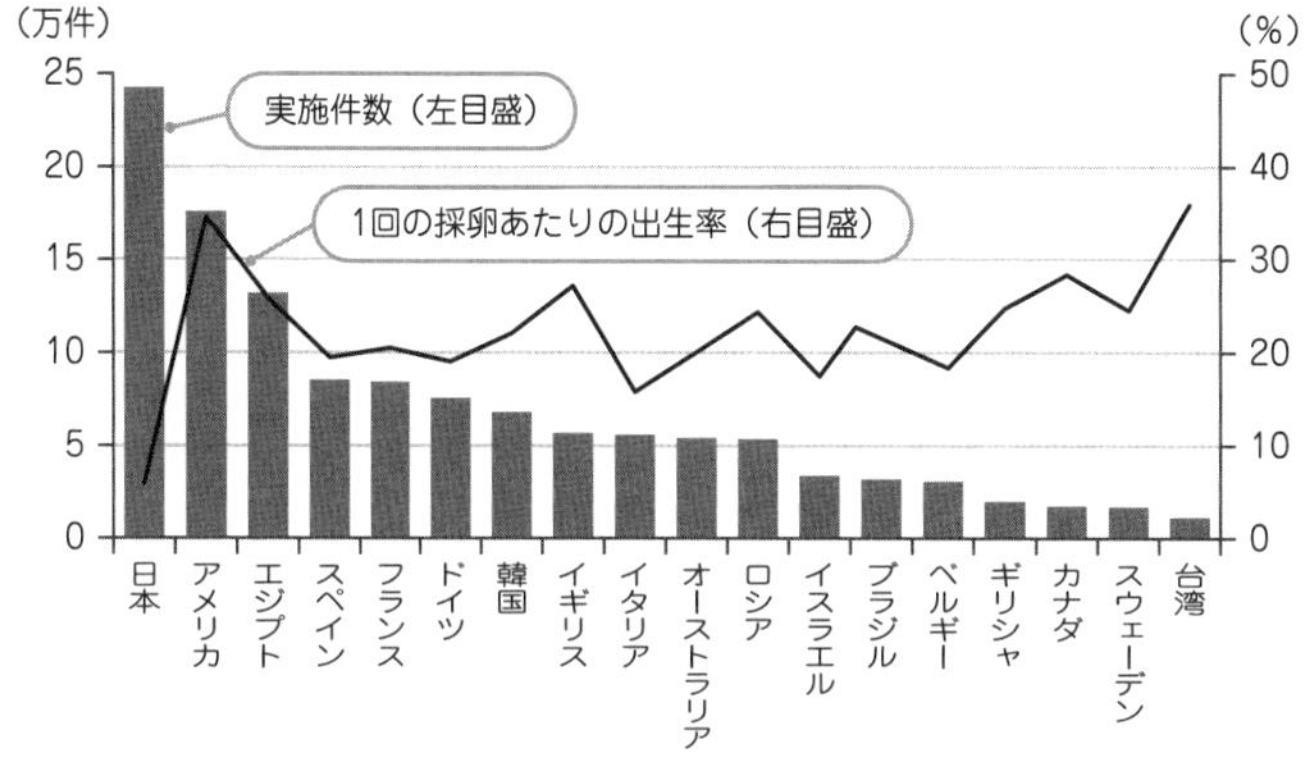

参照：Human Reproduction, Vol.31, No7 pp.1588-1609, 2016 Advanced Access publication on May 20,2016を基に作成

・日本は先進国で最も多くの体外受精を実施している

上のグラフを見てください（図８）。

これは、世界各国のＡＲＴ（生殖補助医療）の実施状況をモニタリングしている組織、国際生殖補助医療監視委員会が行った調査の資料です。見てわかるとおり、日本の高度生殖医療の実施件数は第１位。なぜこんなにも多いのでしょうか。

その理由は、日本には35歳を過ぎてから不妊治療を受ける人数が非常に多いからです。加えて、体外受精して妊娠しない場合に再度チャレンジする人も多い。そのためトータルの実施件数が多くなっているのです。

一方で、折れ線グラフを見ると日本は、1回の採卵あたりの出生率が各国のなかで最も低いことがわかります。つまり実施件数は最も多いのに、出生確率は最も低いのです。

これは日本の高度生殖医療の技術が低いということなのでしょうか。

もちろんそんなことはありません。高齢になると妊娠が難しくなりますので、採卵あたりの出生率はどうしても低くなるのです。

また、海外では他人の卵子を使った体外受精が実施されています。40歳を過ぎると妊娠率が極端に下がるので、例えばイギリスでは、42歳を過ぎると初診の時点で「自分の卵子を使うか、他人の卵子を使うか」という選択を迫られるケースがあります。

アメリカでは体外受精で出産した人の10％が、他人の提供した卵子という論文もあります。海外では他人の卵子を使って体外受精を行うことが、徐々に浸透しつつあるのです。

私は現状、日本という国では他人の卵子で治療すべきではないという立場をとっています。

なぜなら国自体が、遺伝学的なつながりを持たない子どもや親に対しての倫理やカウンセリング体制が社会環境として整っていないからです。

こういった事柄について、夫婦で意見を交わすのも大切です。ぜひ世界と日本の比較や常識の違いについて、自分の考えを伝えたり、相手の意見を聞いたりしながら、話し合いの時間を作ってみてください。

体外受精で一人の赤ちゃんが生まれるのに必要な卵子の数

・少ない採卵回数で多くの卵子をとるには、一人ひとりに合った卵巣刺激が重要

卵子が1個あれば妊娠出産できる。そう思っている方は少なくありません。もちろん、卵子1個で妊娠するケースもあります。しかし残念ながら、これはごくまれなケースです。

ヨーロッパの学会データによると、不妊治療で一人の子どもを出産するまでに必要な卵子の数は25個だったとの報告もあります（参照：Fertility and Sterility Vol.98, No.6, December 2012）。

体外受精で毎月1個ずつ卵子と精子を受精させ、受精卵を作ったとします。凍結融解して受精卵を子宮に戻し、妊娠できたかどうかが確認できるまで約1カ月半かかるとして、25個やるとなるとざっと3年の月日がかかってしまいます。

さらには通院の必要がありますから、時間も費用もかかります。「時間もお金もいくら使ってもいいから1個ずつやっていきたい」と希望される場合は、その意見を優先します。ですが私は、できるだけ最短で妊娠してもらい、経済的負担も時間的負担も少なくしてもらいたいと考えています。なぜなら時間もお金も、新しく生まれてくる赤ちゃんのためにこそ使ってもらいたいからです。

だからこそ、治療では最初の卵子の回収が重要になってきます。

既述したように、通常、成熟した卵胞が育つのは月に1個だけで、そこから１０００個成長しかけたとしても、９９９個は育たずに消えてなくなります。

この育たないはずの卵胞のいくつかを卵巣刺激（ホルモン注射等）によって成長させることができます。成長したタイミングを見て、多くの卵子をとります。

これを採卵といいます。採卵できる個数は個人差があり、当院では1〜50個くらいです。1回の採卵で数多くの卵子を採取し、少ない採卵回数で妊娠できる受精卵を確保できれば、受精卵を凍結しておくことで、一度の採卵で一人目、二人目、三人目の赤ちゃんを妊娠されるご夫婦も多くいらっしゃいます。さらにこの方法は、女性の若い卵子をその年齢の状態のまま受精卵として保存することができます。凍結した時の年齢の妊娠率がそのまま保存され

図9 採卵1回あたりの卵子・受精卵数（〜2019年）

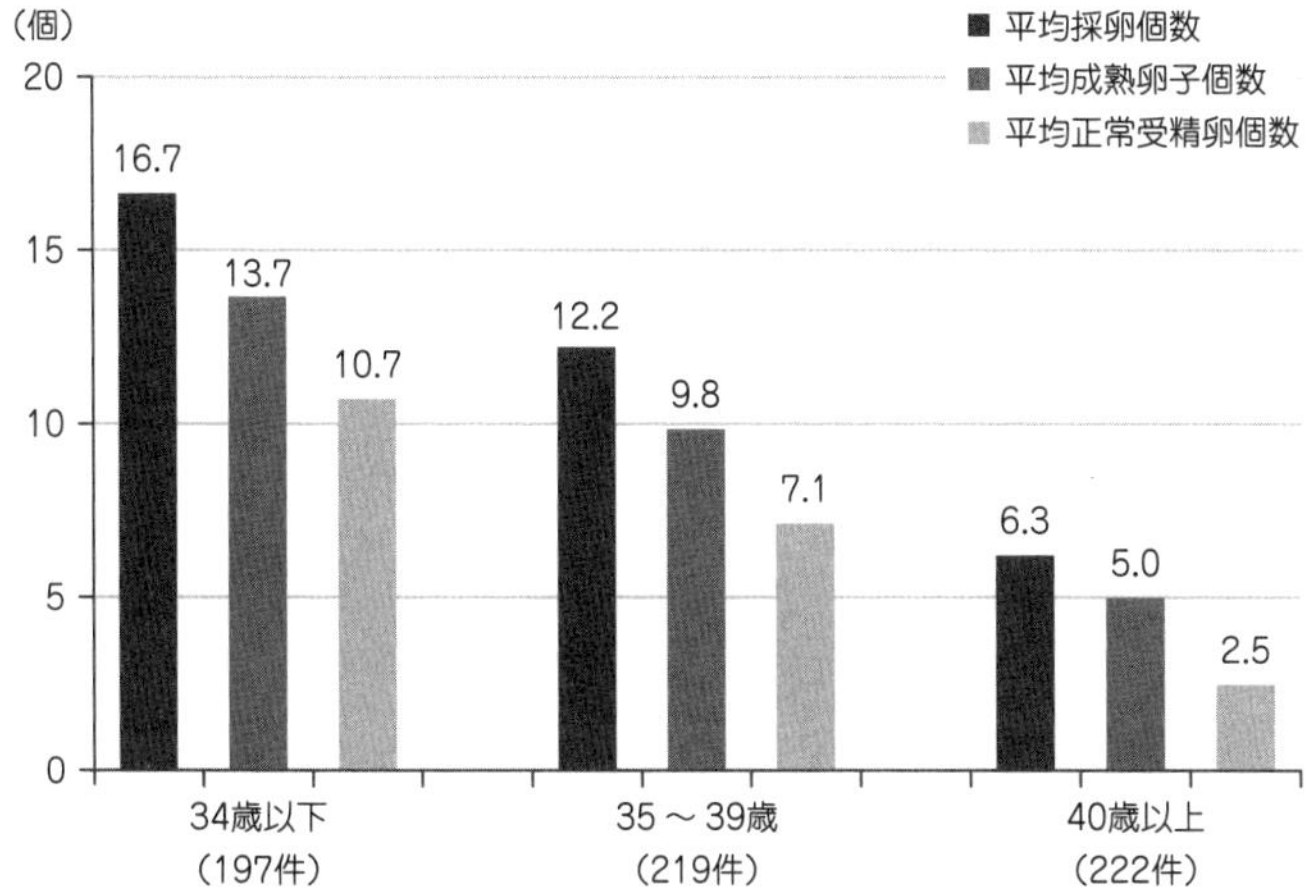

るというわけです。

一人ひとり体の状態は違いますので、できるだけ多くの卵子を採取するには、女性の体の状態を検査したうえで、その人に合った適切な卵巣刺激を選択する必要があります。

当院では採卵に力を入れているため、上のグラフのような成果を挙げています（図9）。

これによりわかることは、

・採卵でとれる卵子の数は年齢とともに減っていく

・採卵でとれる卵子の数はＡＭＨ値が高いと多く、低いと少ない

ということです。そのため当院では、卵巣刺激を始める前に必ず女性の年齢を把握し、ＡＭＨ検査を行ったうえで、それぞれの体に合った治

療をしていきます。

・ＡＭＨ検査とは？

ＡＭＨとは「アンチミューラリアンホルモン」の略で、発育過程の卵胞から分泌されるホルモンのことです。ＡＭＨの値を測る検査をＡＭＨ検査といい、これは血液検査で測定できます。

ＡＭＨ検査では、卵巣内にどれだけ卵子の数が残っているかという目安を知ることができます。

当院では、これまで多くのＡＭＨ検査を行ってきました。「もし数値が低かったらどうしよう。結果を知るのが怖いな……」と思う方も少なくありませんが、安心してください。

なぜなら、たとえＡＭＨの数値がゼロだとしても妊娠できる可能性はあるからです。

「ＡＭＨ値が低くゼロに近い＝卵巣内の卵子がゼロ」を意味するのではありません。

ＡＭＨ値が低い場合は、残された卵子の数が限られているととらえます。その中に、受精し着床に至る卵子があれば妊娠はできるのです。

将来子どもが欲しいと望む方は、検査をとおしてＡＭＨ値が低いとわかった際に、少しでも早く妊活に取り組もうと具体的な将来プランを立てることができます。

では、ＡＭＨ値は高ければ高いほど安心なのでしょうか。

実はそうとも限りません。ＡＭＨ値が高い場合は、多嚢胞性卵巣症候群《たのうほうせいらんそうしょうこうぐん》（卵巣に未成熟の卵胞がたくさんたまり、卵胞の発育に時間がかかってなかなか排卵しない疾患）が疑われます。ただしこれは、ＡＭＨだけで診断できるわけではありませんし、早期発見により適切な対応をすれば、妊娠は決して難しくありません。

ＡＭＨ検査の詳細は3章で述べますが、この検査の良い点は主に二つあります。一つは、簡単な血液検査なので体の負担にならないこと。もう一つは、生理周期を気にせず検査を受けられることです。

ＡＭＨ検査は保険適用外ですので、自費となります。不妊治療を行うレディースクリニックなどで受けることができるので、一度調べてみてください。当院でも定期的に実施していますが、この検査をきっかけに自分の将来を考え直し、実際に不妊治療を始め、未来を変えていく女性をたくさん見てきました。

将来の自分へのプレゼントとして、ぜひ検査を受けてみることをおすすめします。

体外受精で生まれる80％の赤ちゃんが、凍結卵から生まれている

以前、患者さんから「5年前に友達が○○という方法で妊娠したので、私もその治療を試したいです」という相談を受けたことがあります。

確かに身近な友達から成功例を聞けば、試したくなる気持ちはよくわかります。けれども不妊治療は日進月歩。どんどん新しい技術が生まれていて、5年前、10年前の治療法はすでに過去のものであり、今より妊娠率の低い治療法である可能性も否めません。

今自分が受けようとしている治療法は、現時点で妊娠率が高いのか低いのか、よく理解してから選択し、取り組むことが大切です。それによって結果は大きく異なります。

・その治療法は妊娠率が高いのか、低いのか。今できる医療に目を向ける

体外受精で発育した受精卵をお母さんの子宮に戻すことを胚移植といいます。

胚移植には、２種類の方法があります。

・「新鮮胚移植」…………採卵後に受精を確認して、２～５日後に受精卵を子宮に戻す

・「凍結融解胚移植」……採卵後に受精卵を凍結して、生理が来るのを待ち子宮の状態をリセットする。子宮の状態が良いとき（着床環境が整ったとき）を待って融解し、子宮に戻す

次ページの図10は、これら2種類の方法で妊娠率がどう違うかを表しています。

データを取り始めた頃は、新鮮胚移植のほうが妊娠率が高いことがわかります。

つまりこの頃に体外受精の治療を受けた方は、新鮮胚移植を選択するとよかったのです。

従来の凍結法では、凍結卵に障害が生じるという課題がありました。

しかしその後、凍結技術は進歩しました。２００２年以降を見ると、妊娠率の高さはずっ

図10 IVFの歴史　妊娠率・出産率の推移について

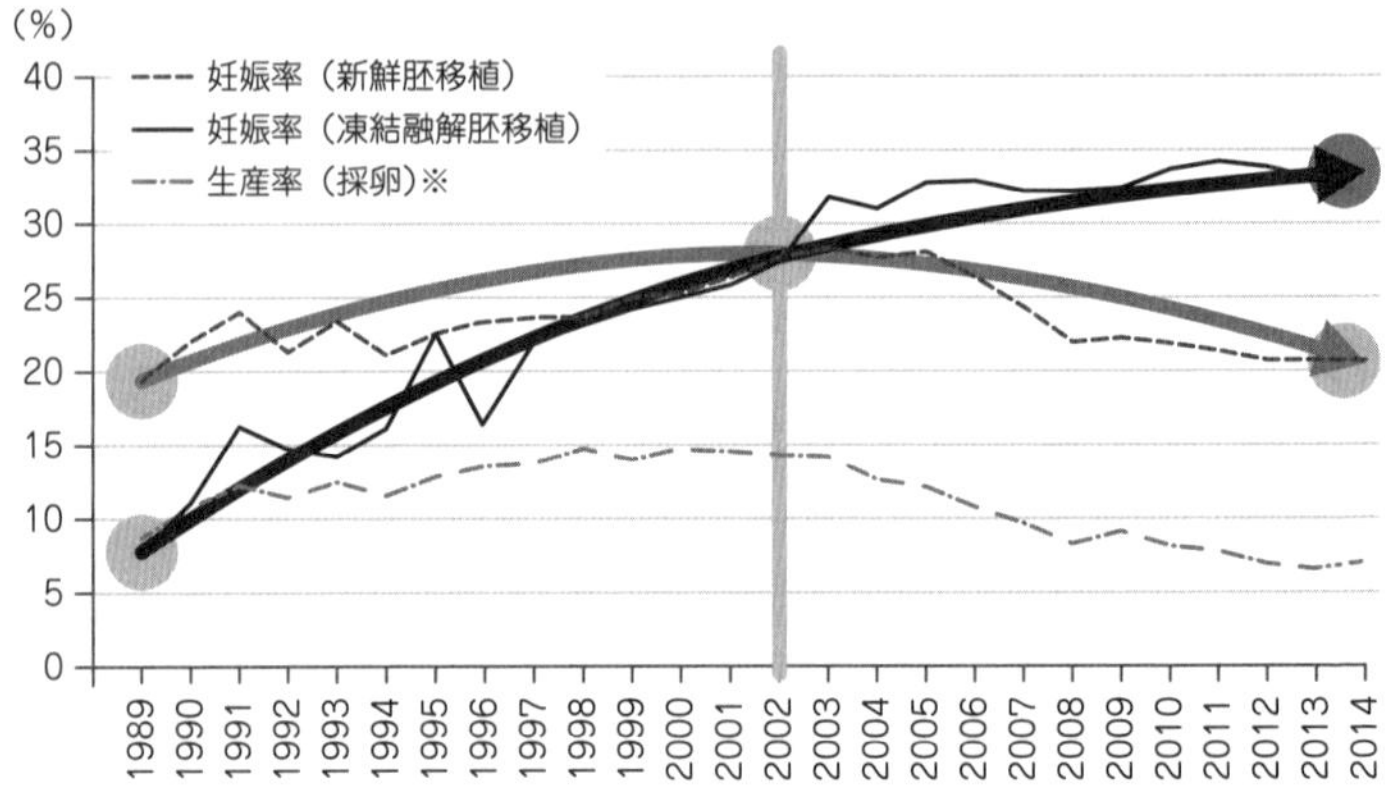

※2007年以降は全胚凍結周期を除いて表示

参照：日本産科婦人科学会「ARTデータブック2017」を基に作成

と凍結融解胚移植が勝っていることがわかります。特に凍結方法が大きく進歩した２００７年頃には、凍結卵の生存率が１００％近くになり、妊娠率が向上しています。

その結果、不妊治療の現場では、凍結融解胚移植がものすごい勢いで増えていきました。

実際、２０１６年には体外受精が年に40万回以上行われました。その後も右肩上がりで増え続けています。つまりそれだけ社会に求められているのです。

これほどに体外受精が行われていて２０１５年以降のデータでは、約５万人以上の赤ちゃんが生まれ、そのうち80％が凍結卵から生まれています（図11）。

図11 年別出生児数

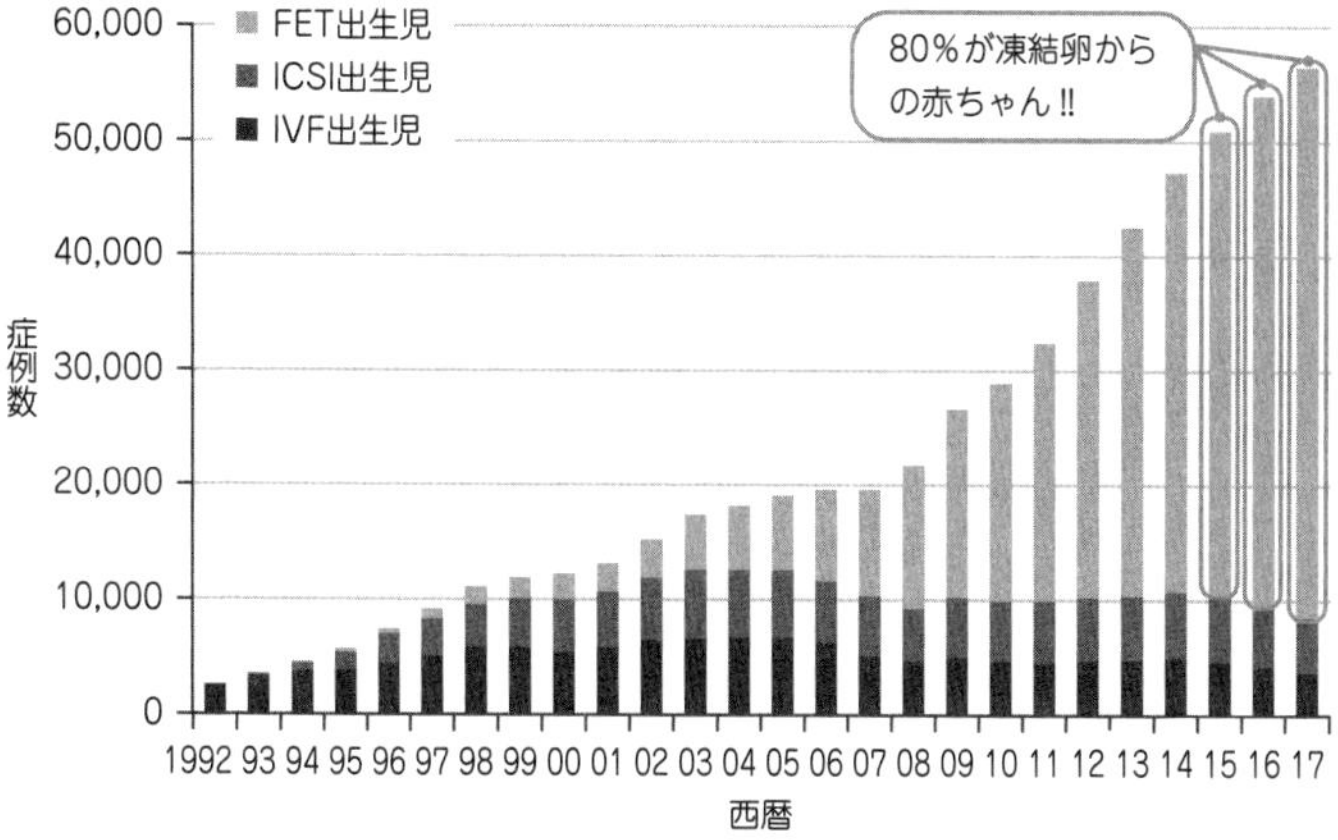

参照：日本産科婦人科学会，ARTデータブック2017を基に作成

FET……凍結融解胚移植
ICSI……顕微授精後に新鮮胚移植
IVF……一般の体外受精後に新鮮胚移植

つまり体外受精で生まれるほとんどの赤ちゃんが、凍結卵から生まれているのです。

「受精卵を凍らせても大丈夫なの？」と心配に思う方もいますが、２０１９年現在、凍結融解胚移植は間違いなく必要不可欠な治療法であると考えられます。

不妊治療における流産率について

・誤った情報を信じて流産を責め、傷ついていませんか

妊活中、特に女性はストレスフルになります。「働きすぎたから妊娠できない」「食べ物が原因で不妊になった」と根も葉もない情報をうのみにし、自分の状況に当てはめては落ち込むことも少なくありません。なかでも、どん底に落ち込んでしまうのが流産です。

待望の妊娠が実現したのに、流産してしまうと「私の何がいけなかったんだろう」とつい自分を責めてしまいがちです。

ただでさえ流産という現実に傷ついているにもかかわらず、原因を探しながら「これをしてしまったから、きっとこれが原因に違いない」と反省し、テレビや雑誌、ネットなどで流産について触れられている情報をそのまま信じ、自分を追い詰めてしまうことも……。

1章でも触れましたが、溢れる情報のなかには根拠のないものも少なくありません。また不妊患者の平均年齢の上昇に伴って、妊娠しにくく、流産がしやすい現状が日本では急速に

進んでいます。そんな時代、そんな日本だからこそ、流産のことを正しく知ってもらいたいのです。大切なことを伝えますので、妊活中の女性はぜひ覚えておいてください。

・流産したとしても、あなたに責任はまったくありません

「妊娠後も、私が仕事を続けたばかりに流産してしまった……」

いいえ、違います。

「あのとき、つい重い荷物を持ってしまったから、流産してしまった」

これも、違います。

「うっかり自転車に乗ってしまったから、流産したんだ……」

まさか！　違います。

「妊娠に気づかずに風邪薬を飲んだから、流産したんじゃないか」

いいえ、違います。

「冷え性だから、流産したんだ」

当然、違います。

「一度流産したから、癖になってまた流産してしまった」

癖になど、なりません。

これらはすべて根も葉もない話です。流産についてはのちほど詳述しますが、流産の半分以上は染色体異常によるものです。当院のデータでも70％近くが、染色体異常が原因の流産です。仕事を続けても、重い荷物を持っても、自転車に乗っても、風邪を引いても、冷え性でも、染色体を変えることはできません。

流産したとしても、母親に責任がある場合は限りなく少ないのです。流産を決して自分のせいにしないでほしいのです。

・流産の可能性は誰にでもある

次のグラフを見てください（図12）。横軸が女性の年齢で、縦軸が流産率です。

20代で大体20％、つまり5人に1人は流産を経験しています。ただし、これは気づいている流産のことで、気づいていない流産が起きることもあります。

例えば、妊娠4～6週目くらいで妊娠反応が出たものの、生理が始まってしまったという

図12 流産の可能性について

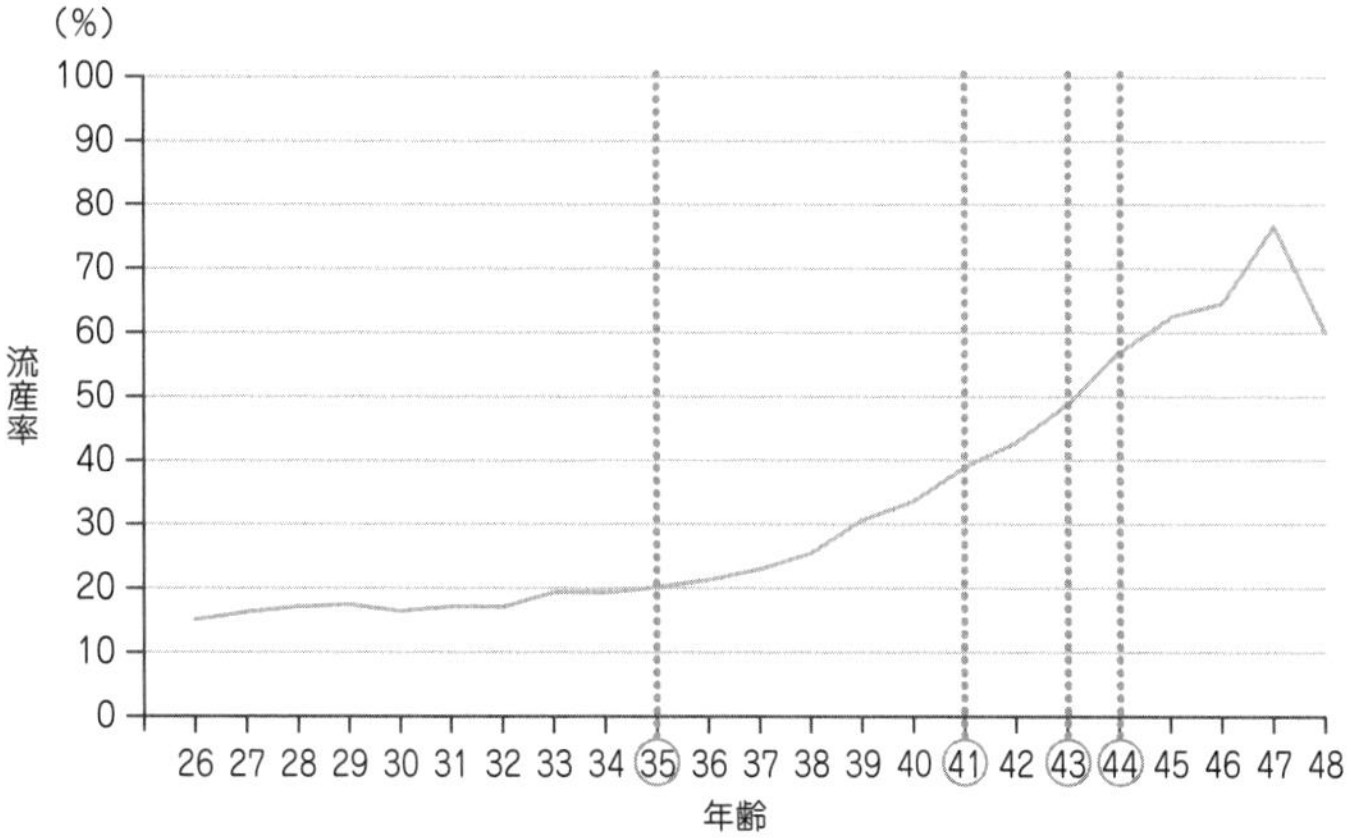

参照：日本産科婦人科学会「ARTデータブック2017」を基に作成

ケース。受精卵が着床した早い段階で起こる流産で、生理と区別ができません。

これを化学流産といいます。こうした隠れた流産を含めると、女性の流産率はもっと高いといわれます。

流産率は35歳を境に一気に増えます。41歳からは40％、43歳からは50％に、44歳では妊娠しても大体60％の人が流産します。

流産が起こるのは、母親の行いのせいではありません。人の設計図となる染色体検査ができるようになり、流産の原因について多くのことがわかるようになってきました。

年齢を重ねた卵子は排卵するときに、染色体が異常に増えたり、減ったりするケースが多くなります（染色体不分離）。その卵子と精子が受精をすると染色体異常の受精卵ができてしまいます。染色体異常のある受精卵のほとんどは、妊娠しても発育が止まり流産となります。

つまり受精卵の時期から多くの染色体異常を持っていると、赤ちゃんは生まれてこれないのです。

日頃の行いが悪いからとか、自転車に乗ったから流産するわけではありません。人は完全無欠ではなく、どうしても流産は起きてしまうものです。自然なことであり、必ずしも防ぐことはできません。

一昔前までは染色体検査のデータも少なく、検査方法も限られ、染色体について話せる医療者も多くはありませんでした。ですから原因がまったくわからないまま「疑わしきは罰せよ」方式で、とにかく妊娠初期は「絶対安静」といわれていた時期もあるのです。

しかし近年になって、実際に流産した人の染色体検査をしてみると、約60～70％が染色体異常に原因があることがわかってきました。

妊娠できたとしても自然に染色体異常は出現し、流産が一定に起きてしまうのです。

自分の年齢での流産率を把握し、「流産は誰でもするもの。その多くが染色体異常によるもの」と理解をしたうえで、不妊治療に望むことが大切です。

これを知っていれば、もしものときに自分で自分を責める負担を少しでも減らすことができます。もちろんショックを受けることはあるかと思います。けれども過分に自分を傷つけたり、悩んだりしてほしくないのです。

あなたは十分に頑張りました。一番苦しい思いをしたのもあなたです。
そんな苦しい思いを乗り越えたあなたをそれ以上責めないでください。
流産を乗り越え、その先を見ているあなたを私は本当に尊敬し、応援しています。

・クリニックや治療法によって流産率は変わる

ＡＲＴ（生殖補助医療）による妊娠の場合、クリニックや治療法によっても流産率は変わってきます。

次のグラフは、当院の流産率と全国平均を比較したものです（図13）。全国平均とともに、

図13 当院と全国平均の流産率の比較

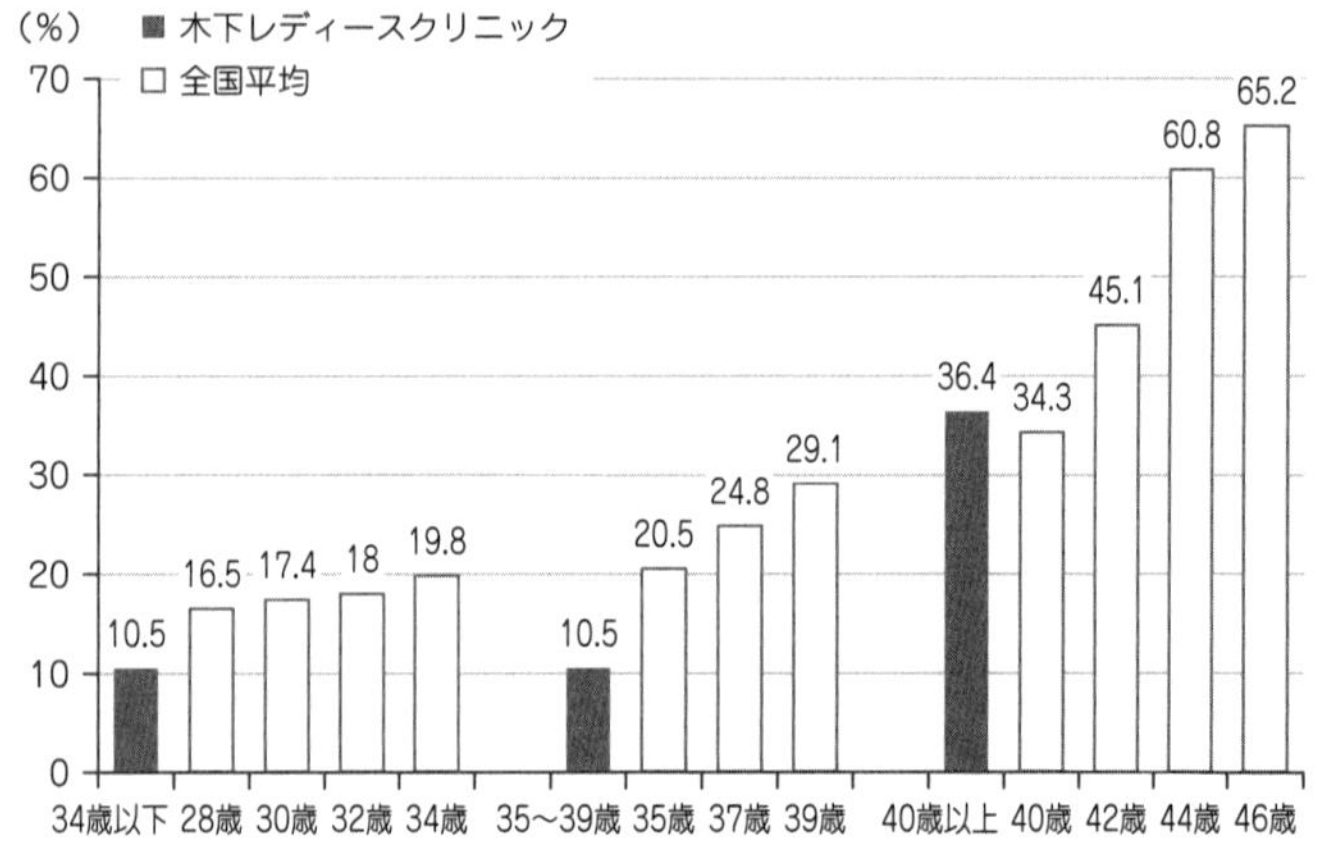

流産率は年齢に依存して上昇します。これは、年齢が高くなるにつれて染色体に異常を持つ卵子の割合が増えることが原因であると考えられています。

当院では1回の採卵で可能な限り多くの卵子を採取します。そして、移植できる数多くの受精卵のなかからグレードの良い受精卵を選択して移植します。体外受精としては当たり前の流れですが、この当たり前を成立させるのは、採卵あたりの妊娠率を求めたクリニックでないとなかなか達成することができないと考えています。

そのため、1回の採卵周期の成績（採卵個数・成熟卵数・受精卵数・良好胚盤胞個数）を最も大切にし、より良い受精卵を選択する当院の流産率は、全国平均と比べて低い傾向にあります（当院２０１８年データより）。

このようなデータを公開している病院はほかにもありますから、クリニック選びの際にはぜひ参考にしてください。

不妊治療の費用はどれくらいかかる？

・自治体の助成金制度について調べてみる

不妊治療は健康保険が適用されないため、経済的な負担が大きくなりがちです。それゆえ選択肢から外す人もいます。

ＮＰＯ法人Ｆｉｎｅの調査によると、「不妊を心配しているが、治療をしたことがない理由」の1位は「経済的な負担が心配だから」となっています。

また、「経済的な理由で治療のステップアップ（次の段階の治療に進むこと）を躊躇《ちゅうちょ》・延期・断念した経験がある人」は54％、半数以上もいました。

図14 大津市の助成金について（2020年１月現在）

1	申請日現在、夫婦のいずれか一方が**大津市内に住所を所有していること**
2	法律上の婚姻をしている夫婦であること
3	指定医療期間で特定不妊治療（体外受精または顕微授精）以外の治療法では妊娠の見込みがないか、または極めて少ないと医師に診断され、その治療を受けた夫婦であること
4	申請する治療の開始時の妻の年齢が**43歳未満**であること
5	夫婦それぞれの前年の**所得の合計額が730万未満**であること（1～5月に申請の場合は、前々年の所得）
6	大津市または他の都道府県、政令指定都市もしくは大津市以外の中核市が実施する特定不妊治療費の助成（国の制度に基づく助成）を**通算６回以上（初回申請時の妻の年齢が40歳以上43歳未満の場合、通算３回以上）**受けていないこと

確かに費用はある程度かかります。心配な場合は国の助成金制度を利用したり、金融機関の妊活ローンを検討したりするのもいいでしょう。

国の助成金制度は、特定不妊治療（体外受精または顕微授精）を受けた夫婦で、条件に該当した場合、助成金が支給されます。国が実施する『不妊に悩む方への特定治療支援事業』に基づいて、都道府県、指定都市、中核市が実施主体となり運営を行っています。

ご存知の方も多いと思いますが、助成金は返済する必要のないお金です。自治体によって助成金の条件や金額、申請方法等が異なるので、自分が暮らす自治体に一度問い合わせてみましょう。

上の表は、私のクリニックがある滋賀県大津市の助成対象の例です（図14）。こちらも年度によって条件が変わるので、申請する際には必ず自身で確認してください。

また国の支援事業とは別に、独自に助成金を設定している自治体もあるので、一度しっかり調べてみることをおすすめします。

大津市の助成金について

□特定不妊治療に要した保険外診療の費用に対して
1回の治療につき上限15万円（初回のみ申請上限30万円）
□以前に凍結した胚を解凍して胚移植を実施した場合
「採卵したが、卵を得られない。または状態の良い卵を得られないため中止した場合」
1回の治療につき上限7万5000円まで

□男性の治療として行う

「精巣または精巣上体からの精子採取の手術」精巣内精子生検採取法（ＴＥＳＥ）、精巣上体内精子吸引採取法（ＭＥＳＡ）等の男性不妊治療を必要とした場合は、

１回につき上限15万円を助成

・実際の治療費はいくらかかるのか

妊活ボイス（株式会社ＣＵＲＵＣＵＲＵ運営）が２０１７年に実施した「妊活・不妊治療」に関するネット調査の結果によると、「妊活全般にかかった費用」は平均で約35万円。人工授精・体外受精・顕微授精のいずれかを経験した人に限定すると、平均費用は約１３４万円。高度不妊治療（体外受精・顕微授精）を経験した人の場合、平均費用は１９３万円という結果が出ています（図15）。

実際の治療費は病院によって大きく異なります。ホームページで費用を明記している病院

図15 病院・クリニックにかかった費用は？（体外受精・顕微授精経験者）

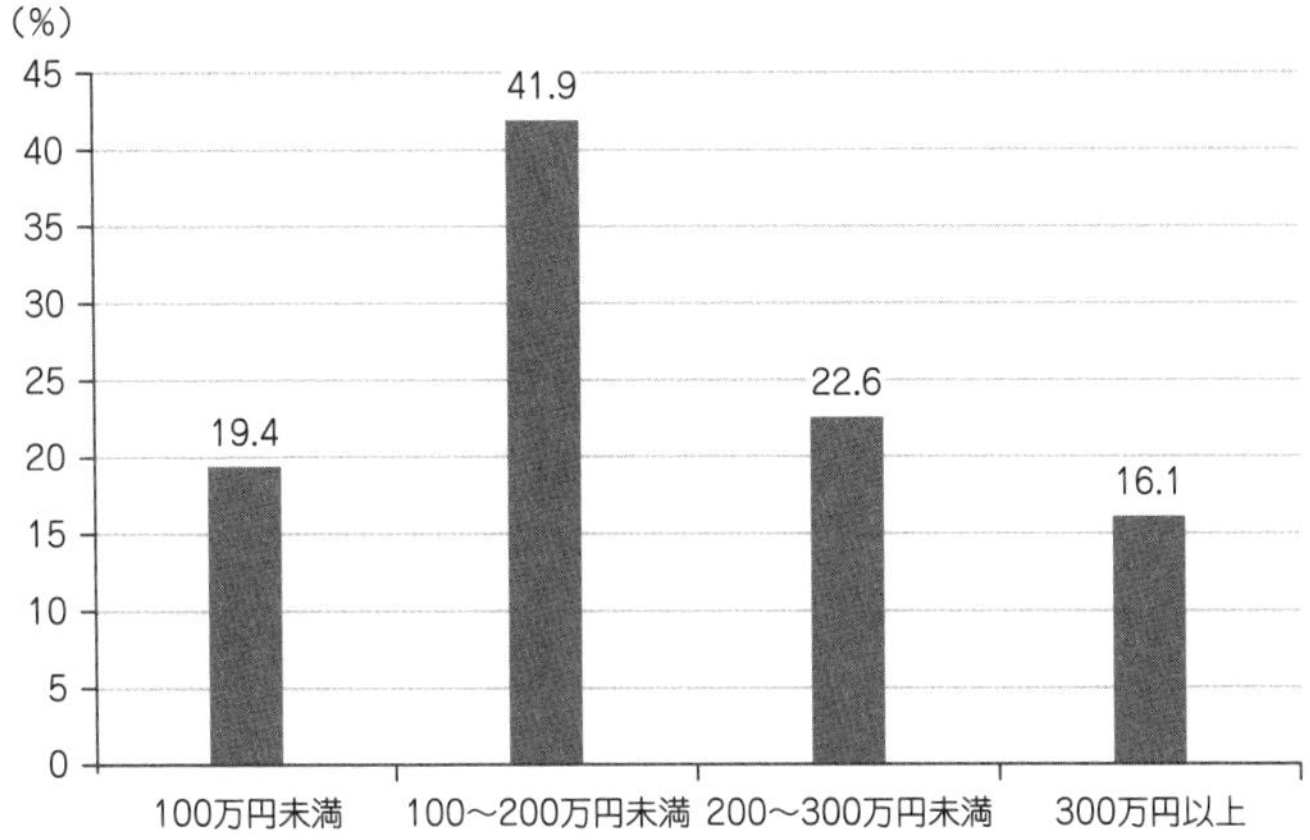

参照：妊活ボイスHPを基に作成

もあるので、そういった情報を参考に検討してください。

例えば採卵から移植への1回の治療に合計45万円かかったとします。申請ができる方は初回のみ30万円の助成金がありますので、個人負担額は15万円となります。移植は2～5回必要なケースが多いのですが、移植金額が15万円だとすると、1回あたり7・5万円の補助があるので、個人負担は1回あたり7・5万円となります。

初回の助成金だけが30万円という最高額を受け取れます。初回の治療でどれだけ成績の良い治療を受けるかが、最終的に経済的負担を少なくするポイントです。とりあえず1回やってみようではなく、1回目をぜひ大切にしてください。

また、金融機関によって不妊治療に対するローンの相談ができるところも出てきました。東京スター銀行、大垣共立銀行、池田泉州銀行、近畿ろうきん、沖縄県労働金庫などです（２０２０年１月現在）。

経済的に不安がある場合は、一度相談してみてください。

第3章

短期間での妊娠を目指すために……
症状に合わせた不妊治療の進め方

不妊治療、具体的に何から始めればいい？

・まずは情報を集めて病院を選ぶ

不妊治療専門のクリニックは全国に約６００施設あります。すべてのクリニックが同じ治療を提供しているわけではありませんし、クリニックによって治療法は大きく異なります。不妊治療は精神的にも経済的にも負担がかかりますから、自分たちに合った治療をしてくれる病院を見つけることが重要です。

治療データを公表しているか、自分たちが求める結果を出しているか、しっかりとした治療コンセプトがあるか、話をきちんと聞いてくれるかなどを押さえたうえで見極めます。

私たちはおいしいものを食べたいとき、ネットでくまなく調べます。ところがなぜか病院を選ぶときには、近くで済ませようとする傾向があります。もちろん通いやすさも一つの指標になりますが、いくら近いからといって、そのクリニックの方針が考えと違っていたり、求める治療の結果が得られなかったりするのでは、通う意味がありません。

赤ちゃんを授かるために自分たちにふさわしい病院はどこなのか、しっかり調べたうえで比較検討し、選ぶことが大切です。今では説明会を開いているクリニックも増えています。夫婦で直接足を運んで話を聞いてみて、しっかりと話し合いながら決めていきましょう。

・不妊治療のステップ

不妊治療の流れはクリニックによって異なります。高度生殖医療を実施している当院では、次の図のようなステップで進んでいきます（図16）。

まず不妊治療の第一歩は、カウンセリングから始まります。

初診はなるべくご夫婦で受診してもらいます。自分たちの希望を伝えたうえで、治療の流れや治療にかかる費用、治療期間などについて、わからないことはメモして持参し、質問することが大切です。またクリニックの強みを知るために、実績などについて直接聞くのも有効です。

夫婦双方が納得し、治療の開始を決めたなら、検査を受けたうえで妊活プランを作成していきます。

図16 治療のステップ

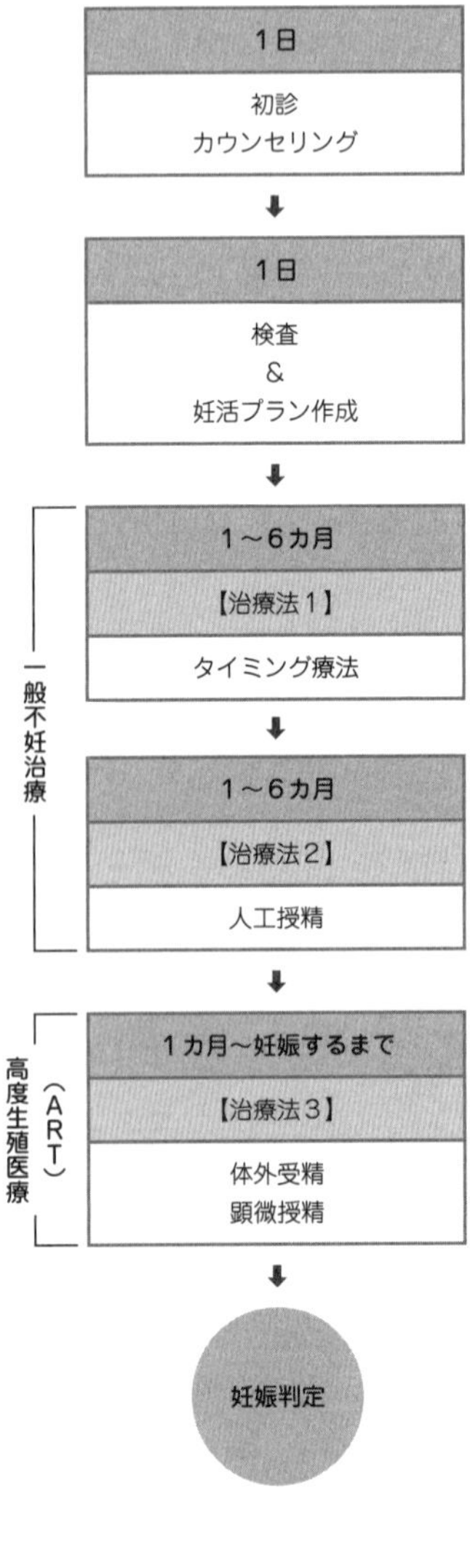

木下レディースクリニックでできること

AMHを活用した具体的なプラン作成

当院はAMH検査の結果を提示するだけではなく、そこから得られる情報でより具体的な期間や治療法を提案できます。

一人ひとりに合った最適の治療回数を決定

患者さまのお腹の中は一人ひとり違うので、年齢、AMH検査、問診で患者さまに合った治療回数を決定します。自分に合った治療プランを組むことが大切です。

最短1カ月半で妊娠判定

当院は採卵が体外受精の中でも大きなポイントであると考えています。高い治療成績を出すために、成熟率・成熟卵数にこだわった卵巣刺激を目指します。

妊娠10週目まで診察

妊娠が安定する10週目までは当院でしっかりと管理させていただきます。当院では分娩は取り扱っていないため、ご希望の産院にご紹介させていただきます。

検査と聞くと「なんだか怖い……」と考える人は少なくありません。不妊の原因を知りたい一方で「良くない結果が出るかもしれない……」と不安になる気持ちはよくわかります。

ここでいう検査とは、妊娠を妨げている原因がないかを可能な範囲で調べることを指します。検査結果で「異常がない」と診断されると「良かった。すぐに妊娠ができるんだ！」と思うご夫婦もいらっしゃいますが、あえて厳しくお伝えすると、それには誤解があります。

妊娠のメカニズムには、いまだにわからないことがたくさんあります。不妊についても同様で、不妊検査で原因がはっきりとわかるケースは、現代の医療でも全体の50％くらいです。逆にいえば不妊の原因がわかった場合、その原因に対して治療を行うことができるため解決につながるケースも少なくありません。

例えば、排卵障害のなかでも若い女性に多くみられる多嚢胞性卵巣症候群（ＰＣＯＳ）という疾患があります。卵巣に未成熟の卵胞（嚢胞）がたくさんたまっている状態のことです。女性の体内にある男性ホルモン（アンドロゲン）の濃度が高いために起こる疾患とされ、症状としては生理不順や生理が来なくなったりします。

この疾患で生理不順や無月経（生理が3カ月以上来ない）の場合は、排卵に対する治療を的確に進められるので、当院では原因不明のケースよりも明らかに妊娠率が高まります。

ですから決して検査を怖がらず、ぜひ「不妊の原因が明らかになったほうが妊娠の可能性は高まるかもしれない」と前向きに取り組んでください。

また、不妊の原因は女性だけでなく男性が抱えているケースもあります。夫婦がお互いに自分の体についてきちんと知ること、妊娠について正しく理解を深めることが、最初の一歩なのです。「とりあえずは奥さんから」ではなく、ぜひ奥さまと一緒に協力して検査を進めてください。

【STEP1】検査で自分の体を知り、治療方針を立てる

・AMH検査で現在の自分が持つ卵子の数を知る

病院によって行う検査はさまざまですが、当院ではまずAMH検査をしてから妊活のプランを立てていきます。

2章でも触れましたが、血中のAMH値は、原始卵胞から発育する前胞状卵胞数（今後卵

胞となる段階）を反映すると考えられています。その値によって「卵巣内にどれぐらい卵子の数が残っているか」という目安がわかります。生理の周期に左右されず、いつでも検査できるのが大きな特徴です。

・ＡＭＨ値を知ってから妊活プランを立てる

見た目がいくら若く体力があったとしても、30代後半になると卵子は着実に減っていきます。年々日本人の平均寿命は長くなっていますが、こうした現状から「子どもを生める年齢もそれに応じて高くなっているだろう」と考えているとすれば、それは大きな間違いです。女性の生殖能力のある年齢は、昔も今も変わりありません（ただし人によっては卵子が早く減ってしまい、20代や30代で閉経するケースもみられます）。

ＡＭＨは、卵巣内にどれぐらい卵子の数が残っているかを教えてくれる検査です。ＡＭＨのデータを見てわかることは、同じ年齢にもかかわらず、ＡＭＨが高い人、低い人がいるということです。つまり、自分の年齢相当の卵子数が残っている人もいれば、残っていない人もいるということです。

ＡＭＨを知り、女性の体の状態に合わせて「いつから妊活を始めるのか」「いつから治療を始めるのか」「どれだけ治療を早く進めるのか」と決めていくことが、ご夫婦が希望する最善の妊活プランになるわけです。

根拠なく「若いからまだまだ大丈夫」と思うのではなく、自分のＡＭＨを知ったうえで人生設計を立てていくことが重要です。

私は、ＡＭＨ検査は子どもが欲しいかどうかにかかわらず、出産可能な年齢にあるすべての女性に受けてほしいと考えています。そして機会があるなら、なるべく若いうちから受けてほしいのです（特に25歳以降の方におすすめしています）。

自分の体をきちんと知ったうえで、早くから人生設計を立てていく。そのほうが確実に人生の優先順位をつけられますし、選択肢も増えていくことでしょう。知らず知らずに年を重ねていざ気がつけば取り返しのつかないことに……なんてことは、残念ながら往々にしてあります。子どもを持つという選択においては、間違いなくそうです。

ＡＭＨ検査は自費診療ですが、約５０００～８０００円で受けられます。周りの友人や同僚、娘、孫にもぜひ教えてあげてほしい検査です。

・ＡＭＨ値で妊娠率はわからない

ＡＭＨ値が高いからといって、妊娠率が高いということではありません。妊娠のしやすさは女性の年齢に比例します。

逆にＡＭＨ値が低いからといって、妊娠率が低いというわけではありません。０に近い数値でも、自然に妊娠・出産をしている方は多くいます。

卵子の数が少なくても受精卵にさえなれば、女性の年齢相当の妊娠率はきちんと出ます。重要なのは、自分の年齢の卵子がどれだけ残っているかを知ることです。もし卵子の数が想像していたよりも少なければ、まずは「いつ妊活や治療を始めるのか」を夫婦で話し合うことから始めてほしいと思います。

・ＡＭＨ値で基準値や正常値を設定することはできない

前述したように、ＡＭＨ値（卵子の残数）は同じ年齢であっても高い人もいれば低い人もいます。検査データからＡＭＨ値と年齢の分布図を作っても、標準偏差がとても広くなって

図17 正常の生理周期を有する女性（417名）の年齢別AMH測定値の分布

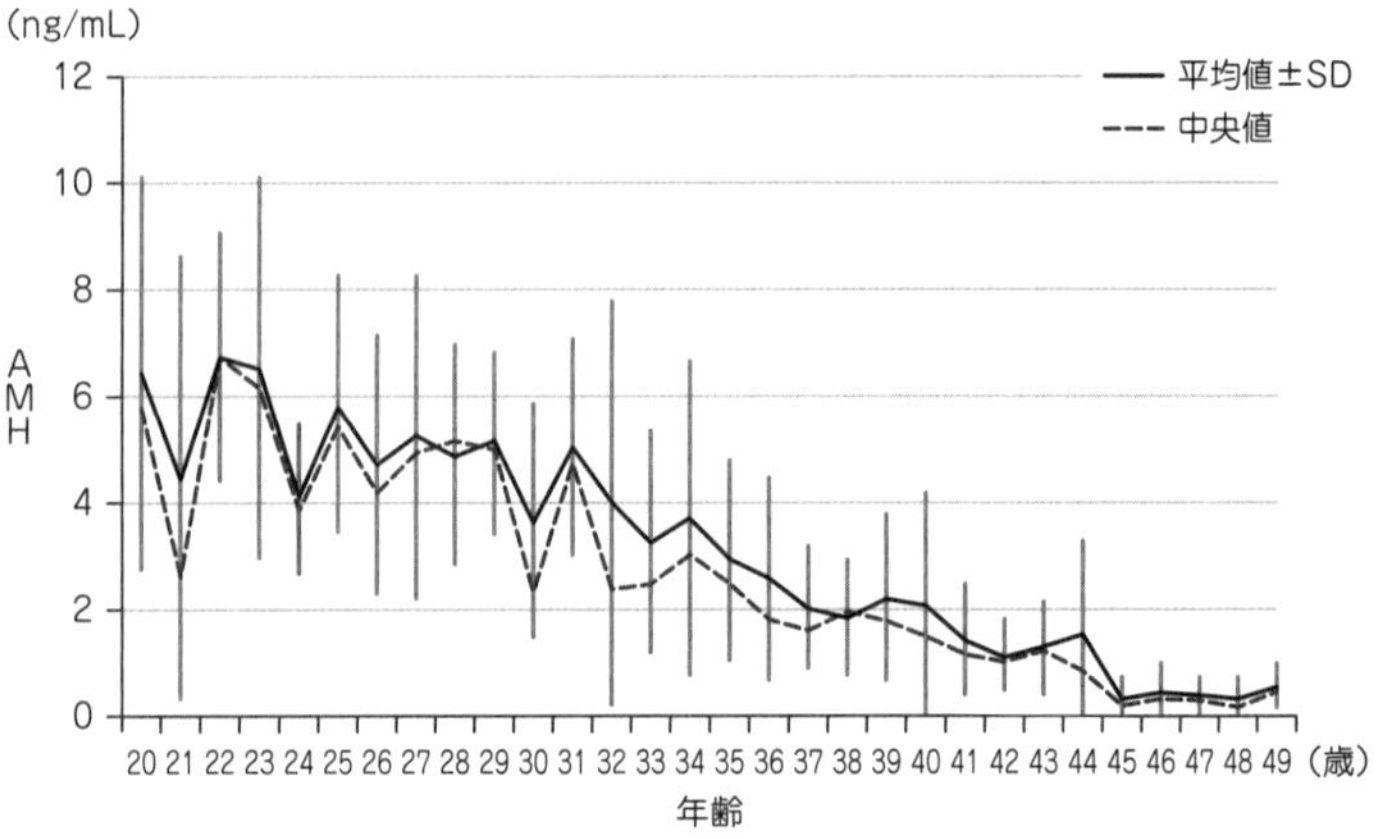

参照：Reproductive Medicine and Biology 2017;16:364-373を基に作成

おり、まったく正規分布しません。

ただし、ＡＭＨ値を年代別にみると年齢とともに減少する傾向にあり、その統計から平均値、中央値を出すことはできます（図17）。

つまり同じ年齢の女性に比べ、残っている卵子の数が多いか少ないか、多いなら何歳分多いのか、少ないなら何歳分少ないのかを判断する材料となります。

また、ＡＭＨ検査には測定のばらつきがあります（どんなホルモン検査にも測定誤差はあります）。そのためＡＭＨ値のわずかな増減に一喜一憂することなく、一定期間（3カ月、半年、1年）ごとに測定し、その推移を知ることが大切です。

そのほかにも、治療前に行う検査で質問が多いものを紹介していきます。

◆検査① 卵管検査

怖がらせるわけではありませんが、不妊検査のなかで大きな痛みを伴う検査があります。それが卵管検査です。ネットで検索すると「痛い検査」「怖い検査」と出てきます。しかし、子どもが欲しい女性にとって、この検査は非常に大切な情報を教えてくれます。しかも検査後には、妊娠率が上昇する期間がやってくるといわれています。痛みが伴う通常の卵管検査には、覚悟と忍耐が必要です。ここで〝通常の〟とあえて触れているのには理由があります。以降では、私が実際に大学病院で卵管検査をしていた頃のお話しを紹介しましょう。

卵管検査は二日がかりで行います。

一日目、患者さんには午前中に受診してもらい、まずは子宮内にチューブを挿入します。このチューブで風船を膨らまし、子宮内に固定します。この固定に大きな痛みが伴うので、私も過去に患者さんを泣かせてしまったことがありました。痛みがひどい方には痛み止めを使っていたほどです。

そして午後から検査が始まります。放射線を当てつつ、挿入したチューブから造影剤を注入していきます。卵管がきれいな方は痛みが少なかったり、痛みのない方もいますが、卵管が狭くなっていたり詰まっていたりする方は、ここで二度目の痛みがやってきます。当時はこの痛みから、検査を最後までできない患者さんもいたほどでした。

二日目は、再度レントゲン撮影に来てもらい、お腹の中の造影剤の広がりをみます。

「痛みがなく、もっと簡単にもっと見やすく、患者さんと一緒に卵管を確認できる検査ができないものか……」そう頭を悩ませていたときに出合ったのが、超音波での卵管検査でした。

この検査は、人によって生理痛の弱い痛み程度はありますが、「痛い」と悲鳴を上げるほどのケースはほとんどありません。以来、私はこの卵管検査法を採用しています。

痛みの少ない理由は大きく分けて二つあります。

①専用チューブで、風船を膨らまして子宮内に固定する必要がない
②超音波で行うため、一般で使われるレントゲンの造影剤を使わずに済む

これから勇気を出して自分の体をチェックしようと思った矢先、痛みの強い検査をしなければいけないと思うと、誰だってその後の検査や治療が不安になり、希望する治療すら受けられなくなるものです。

痛みの少ない検査が可能になったのは、超音波の進化があったからです。かつては超音波の画像が粗すぎたため、見られませんでした。

私は自分自身、痛みが苦手な人間です。ですから当院では、正確な評価と結果が得られるのであれば、より痛みが少なく、よりシンプルに検査ができる環境を今後も整えていきたいと考えています。

◆検査② 抗精子抗体検査

抗精子抗体検査は、免疫性不妊症かどうかを調べる検査です。抗精子抗体が存在する場合、一般に自然妊娠あるいは人工授精による妊娠は困難なケースが多く、結果的に体外受精の適応となることが多くあります。

このような方を早期発見するために、当院では不妊治療を開始する前の検査として、採血で抗精子抗体を確認しています。

精子は本来、女性の体にはないものですから、セックスで女性の体に精子が入ると体は異物と判断します。それに対する免疫反応として抗体ができることがあります。自分の体を守るために入ってきた異物を追い出したり、やっつけたりする目的で、対抗する物質を作ってしまうのです。精子に対抗するために作られた物質を抗精子抗体といいます。

抗精子抗体は、頸管粘液、子宮膣、卵管内に現れ、精子の動きを止めたり、精子が卵子に近づいてきたときに受精を妨げたりします。

また抗精子抗体は、男性と女性で分けて考えます。男性は自己抗体、女性は同種抗体といいます。

男性の場合、抗体が作り出されることはめったにありません。しかし、精巣や精管の手術をしたなど特殊な状況になると、自己免疫機能が崩れ抗精子抗体を作り出すことがあります。自己抗体ではよくあることですが、違う臓器の自己抗体を作り出す際に、精子の自己抗体も一緒に作り出してしまうということもあります。

自分の精子に自分が作り出した抗体がくっつくことで、女性の体内での運動機能が悪くなったり、受精機能が悪くなったりといった障害が出てきます。

女性の場合は、セックスで初めて精子に触れるので、それ以降の時期に抗体を作り出していることになります。

ただ、女性が精子に対して抗体を作ってしまう頻度は高くないので、不安になる必要はありません。ある論文では、遺伝的な要因が関係するのではないかという報告もあります（参照：Tsuji Y, et al. J Reprod Immunol. 2000）。

抗精子抗体検査で陽性と診断される人は、不妊女性の約9～12・8％、非不妊女性の約4％とされています（参照：Aivaliotis B et al. Fertil Steril 1985; 43: 739-742）。つまり不妊治療に特化したクリニックでは、陽性の患者さんを何人も発見することがあります。すべての抗精子抗体が不妊原因となるわけではありませんが、不妊症で悩む女性にとっては抗精子抗体の有無によって治療方針が大きく変わりますから、とても大切な検査です。

◆検査③　ＨＯＭＡ－Ｒ（インスリン抵抗指数）

多嚢胞性卵巣症候群をはじめ、肥満（特に内臓脂肪の多い肥満）や、中性脂肪やコレステロール値の高い場合、インスリン抵抗性の合併がしばしばみられます。

このインスリン抵抗性とは、血糖を下げるインスリンが膵臓から十分に出ているのに血糖値が下がらない状態を指します。つまりインスリンの効きにくい状態です。

インスリン抵抗性がある場合、排卵障害が起こることがあります。

測定方法

朝食抜きの空腹時の採血で、簡単にインスリン抵抗性がわかります

糖尿病が生活習慣病といわれるように、インスリン抵抗性がある方は、まず食事や運動で肥満や脂質異常の改善を行い、インスリンがよく効く状態を作り出すことが大切です。

治療薬としては、インスリン抵抗性改善薬を使います。

◆検査④　甲状腺検査（FT4／TSH／抗TPO抗体）

甲状腺機能異常は、流産の原因になることでよく知られています。

例えば、甲状腺ホルモンが出すぎる甲状腺《こうじょうせん》機《き》能《のう》亢《こう》進症《しんしょう》（バセドウ病）、甲状腺ホルモンが出なさすぎる甲状腺機能低下症（橋本病）は、どちらも流産とかかわる可能性があります。

バセドウ病も橋本病も自己免疫疾患です。

ものすごく簡単にいうと、自分で自分を攻撃してしまう病気です。自分を攻撃してしまう物質を自己抗体といいます。

自己免疫疾患の人は一つだけではなく、たくさんの自己抗体を持つ可能性が多いとされています。甲状腺に対する自己抗体があれば甲状腺疾患となるし、細胞膜のリン脂質に対する抗リン脂質抗体など、妊娠の邪魔をする自己抗体であれば流産を引き起こします。

しかし、甲状腺疾患がもし見つかったとしても、流産の原因を甲状腺だけだと考えず、流産絨毛《じゅうもう》の染色体検査やそのほかのホルモン検査、超音波検査などを総合的にチェックする必要があります。

甲状腺の病気は特に女性に多いので、今まで測ったことがない方は妊娠前に検査しておくことをおすすめします。

◆検査⑤　プロラクチン検査

プロラクチン検査とは治療前に行う検査として有名で、生理不順・排卵障害のある女性に大切な検査となります。

プロラクチンはとても古くから知られているホルモンの名前で、昔、医療界で大ブームとなりました。このホルモンは母乳を出したり、排卵・生理を止めてしまったりするなど、さまざまな作用があります。分娩後、授乳中すぐに次の妊娠をすると体に負担がかかるのでそうさせないようにしているのです。

妊娠していないのにこのプロラクチンが高くなってしまうのが、高プロラクチン血症です。

近年、高プロラクチン血症が流産に直接かかわっていると考えている人が多すぎるように思います。しかし実際には、流産との関係性についての証明はなされていません。

プロラクチンは妊娠と深くリンクしていて、妊娠すると分泌量が10倍に跳ね上がります。最近では、プロラクチンはむしろ妊娠維持に必要なホルモンであるという報告も出てきています。

よって当院では、正常値よりも高いという理由で生理不順・排卵障害のない場合は、値を下げすぎないよう、無理にプロラクチンを下げることはしません。

流産や不育症となった原因を高プロラクチン血症のみで判断するのは適切ではありません。日進月歩する医療の世界で不妊治療という先進医療を受ける方には、時代に合った正しい知識をつかんでほしいものです。

◆検査⑥　ＧｎＲＨ検査

ＧｎＲＨ検査と書かれている場合とＬＨ‐ＲＨ検査と書かれている場合がありますが、これは同じものを指します。

のちほど詳しくお伝えしますが、ＧｎＲＨとＬＨ、ＦＳＨは妊娠にかかわるとても大切なホルモンです。

通常、女性は自分が意識せずとも勝手に脳が卵巣に指示を出し、卵子を育て排卵させています。この指令者がホルモンです。

不妊症で悩んでいる方の中には、女性ホルモンを作り出し、排卵させる仕組みにトラブルを抱えている女性がおられます。ＧｎＲＨ（ＬＨ‐ＲＨ）検査は、ホルモンの指示を出す下垂体がしっかり働いているかを調べます。

検査方法

ＧｎＲＨ（ＬＨ‐ＲＨ）を血管内に注入し、下垂体がどれだけ働くか、ＦＳＨ（卵胞刺激ホルモン）、ＬＨ（黄体形成ホルモン）を見て判断する

・反応なしの場合――下垂体障害型

・過剰反応の場合――多嚢胞性卵巣症候群型

当院ではこの検査結果によって、自分に合う薬を選択します。体外受精開始時にも治療の選択として必要な情報になるので、当院ではとても大切にしている検査です。

体外受精を行ううえでの検査なので、体外受精を始める前の自費検査として行っています。

以上、ここまでは主に女性が行う検査について述べました。

不妊の原因は男性が抱えているケースもあります。男性の場合は感染症検査や精液を採取

し、精子の状態を調べます。

【STEP2】本格的なタイミング療法の開始

・夫婦の希望や状況に合わせてタイミング療法の回数は変わる

タイミング療法とは、自分で排卵日の予測をするのが難しい場合に、妊娠しやすいタイミングを指導していく治療法です。

一般的には基礎体温や排卵検査薬などを使って排卵日を予測し、排卵の2日前から妊娠しやすいタイミングに合わせてセックスを行うことで、妊娠の確率を高めます。

図18は、セックスした日と妊娠率を調べたグラフです。排卵日当日のセックスではすでに遅いことを必ず覚えておいてください。タイミング療法は排卵前のセックスが基本です。

セックスがとれる環境や機能がある、子宮や卵巣に明らかな異常がない、精液所見に異常がないなどの条件をクリアしており、女性の年齢を考慮したうえでご夫婦にとって最も負担

図18 セックスした日と妊娠率について

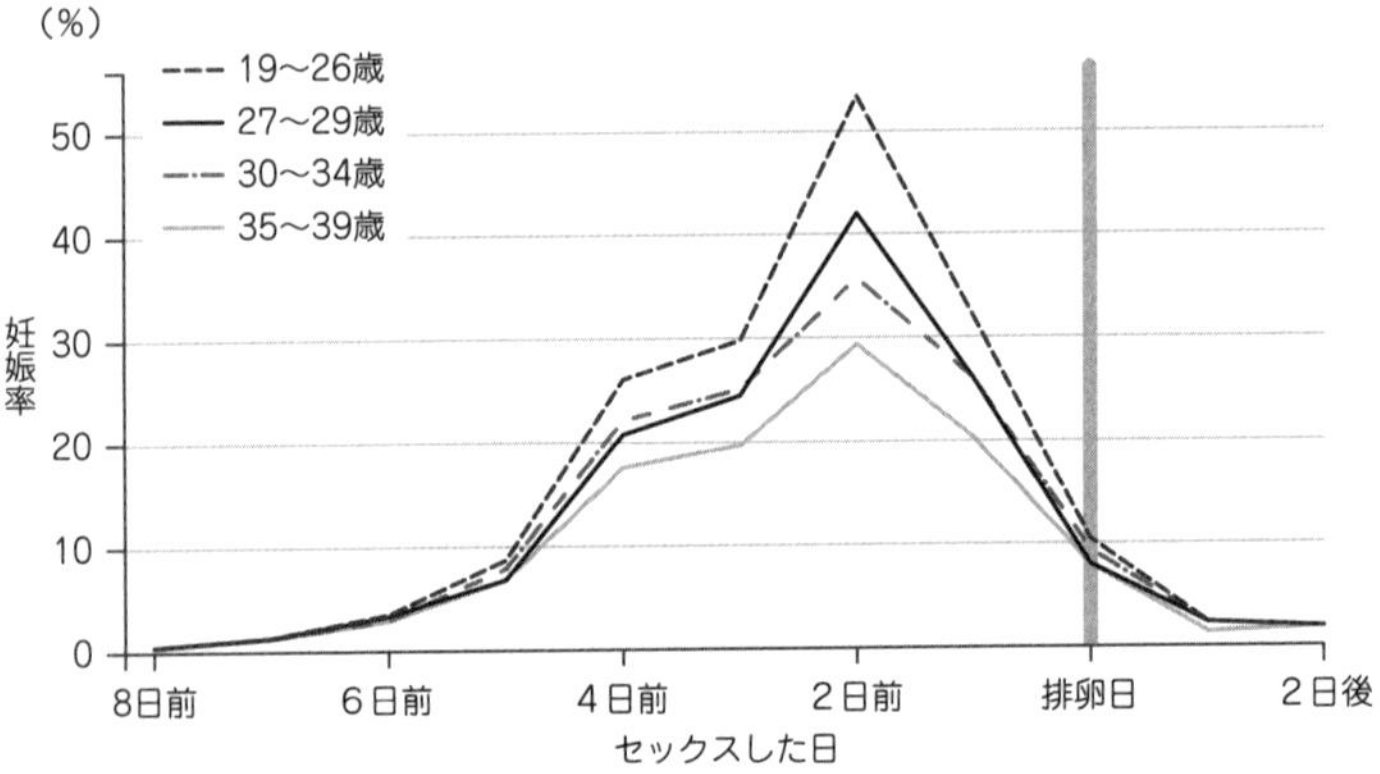

参照：Allen J. Wilcox et al., Human Reproduction vol.17 no.5 pp.1399-1403, 2002を基に作成

の少ないタイミング療法からスタートします。生理不順の方や避妊をせずなかなか妊娠しない方には、排卵障害が原因の場合もあります。この場合は副作用の少ない飲み薬を使うなど、まずは基本的な治療を行います。

ご夫婦の希望や今までのセックスの状況によりＳＴＥＰ２、女性の年齢に合わせてタイミング療法の回数をご夫婦ごとに変更していきます。

・日本は世界に比べ、タイミング療法の指導が多く必要とされている

イギリスの大手男性向け避妊具メーカーのデュレックス（Ｄｕｒｅｘ）社が行った調査データがあります。２００５年のデータで少し古い

図19 世界一セックスをしない国、日本

（※）性生活の満足度は“I'm happy with my sex life”と答えた回答率
世界平均は頻度103回／年、満足度44％

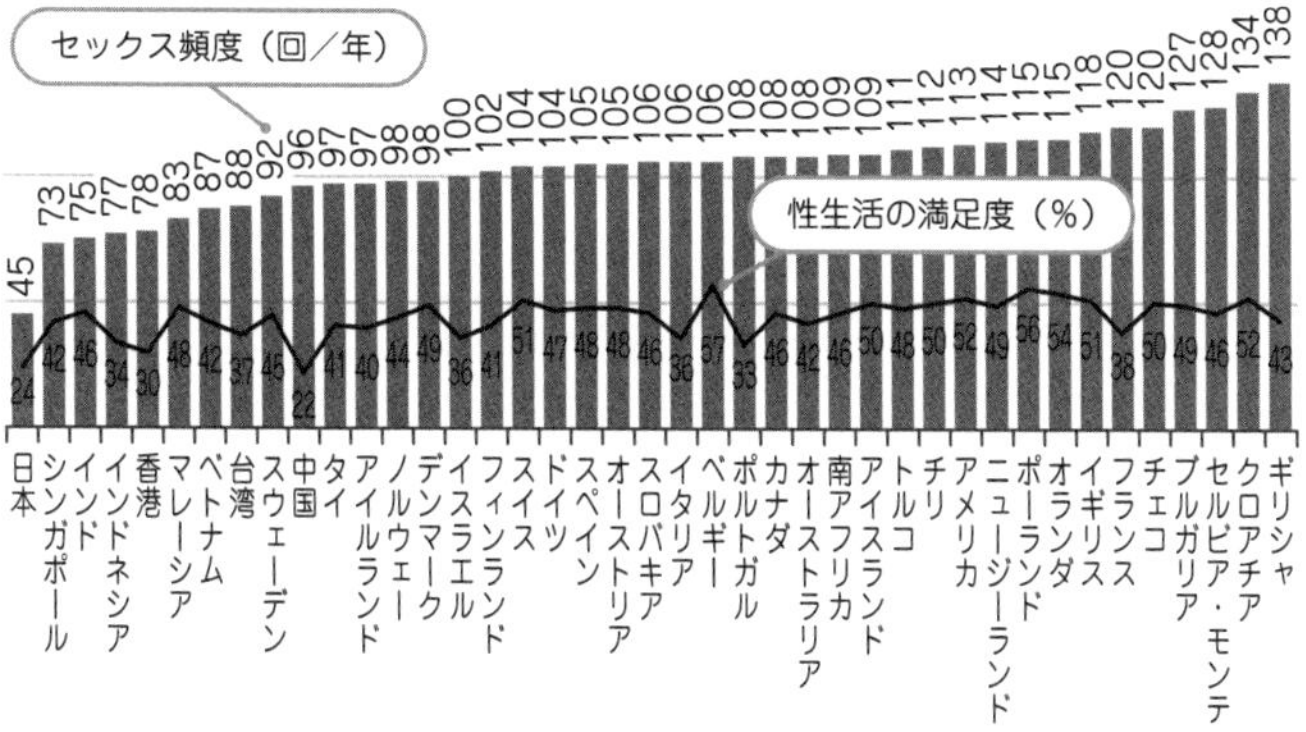

参照：Durex社“2005 global sex survey report”を基に作成

ですが、セックスにかかわる国際比較調査「世界各国のセックス頻度と性生活満足度」を示したものが上のグラフです（図19）。

世界一セックスをしない国＝日本とよくいわれていますが、グラフで見ると一目瞭然です。

年間の日本におけるセックスの頻度は45回／年となっています。つまり１カ月あたり３・75回、１週間あたり１回もとられていないことになります。

それに比べ世界の平均は年間１０３回。１カ月あたり８・58回、１週間あたり２回以上の計算になります。

世界で最も多いとされるギリシャの頻度は年間１３８回。１カ月あたり11・５回、１週間あたりに２・３回以上という計算です。

排卵された卵子には寿命があり、その寿命は約1日です。射精された精子にも寿命があり、その寿命は約3日です。つまり精子のほうが長生きなのです。

受精能力を高く保持できる期間も異なり、卵子は6時間程度、精子は2日程度です。ということは、いつ排卵するかわからない卵子を寿命の長い精子が待ち構えている環境づくりが大切だということ。排卵2日前のセックスが最も良いとされているのはこのためです。避妊せず1週間に3回くらいセックスができれば、元気な精子がいつも卵管のなかにいることになり、卵子を待ち構える環境が整います。

しかし、1週間に1回もセックスをしない日本においては、最適なタイミングを事前に指導しておかないと、機会を逃し排卵が終わってしまうケースが多くあるのです。日本においてタイミング療法の指導が必要とされるケースが多いのはこのためです。

ちなみに私は、セックスの回数に制限をかけることはしていません。タイミング療法が始まって以降も、セックスは継続して続けてもらうよう伝えています。私たちはあくまで、いちばん良いとされるタイミングを指導しています。

・精子はためずに射出する

相談に来られた男性にこのことをお伝えすると、たいてい驚いた顔をされます。おそらく専門的ではない本やネットには「禁欲期間は○日がおすすめです！　ためれば精液量が増えます」と書いてあるからでしょう。

確かにWHOのガイドラインでは、精液検査に際して、禁欲期間を2～7日にするという記載がされています。これをそのまま受け取り、誤った解釈で記事にされているため「禁欲」と書いてあるのだから、そうしようと思ってしまいます。

これはあくまでも、精液検査をするうえで期間を区切り、データをわかりやすくしただけのこと。2～7日の禁欲期間での妊娠率を検証した結果ではありません。

妊娠しやすい禁欲期間については、今後、国内外の学会などで新たな検証が必要です。現在わかっている範囲でお伝えできるのは、精子はためないほうがいいということです。

精子は毎日作られ、男性の体内での生存期間はおよそ7日間。それ以上ためると、死滅精子（非運動精子）が増えてしまいます。ためておこうとすると、死んだ精子が生きている精子にまで悪影響を及ぼします。精子の破壊を促したり、精子ＤＮＡまでも狂わせたりして、精子形成が悪くなるのです。

精液量だけが増えたとしても、質の悪い精子が増えては意味がありません。では精子の量も質も両方とも良い状況にするにはどうしたらいいのでしょうか？

精液所見で悩んでいる人に私は、最低でも週に2回とれるのであれば、セックスは毎日でも問題ありませんとお伝えしています。禁欲期間としては、最長7日以上にならないようお伝えしています。

【STEP3】人工授精の開始

・女性の年齢によって推奨する回数は変わる

人工授精と体外受精を混同している方がいますので、ここで大前提となる違いを説明しておきます。

図20 人工授精の様子

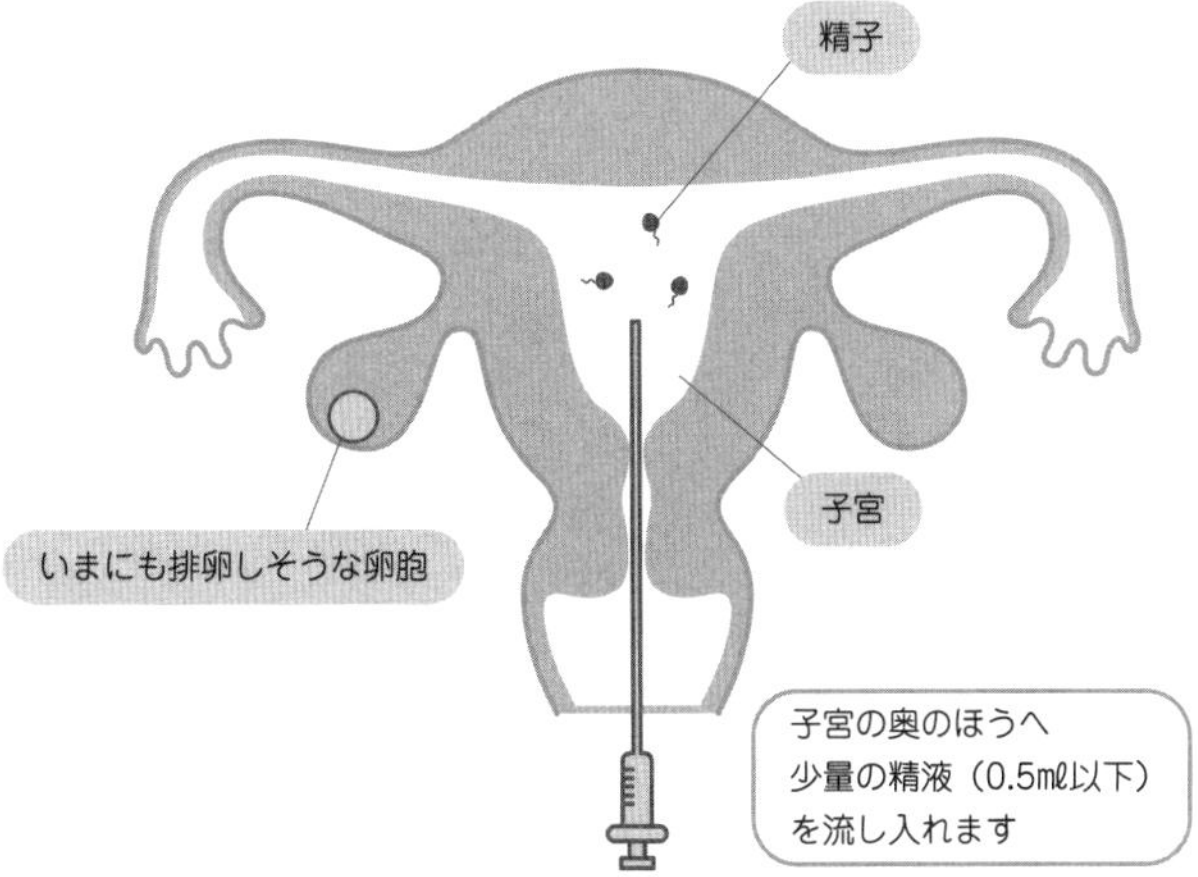

人工授精……女性の体内で受精させる
体外受精……体の外で受精させる

人工授精（ＡＩＨやＩＵＩとも呼ばれる）は、精子を洗浄濃縮して元気な精子たちを選び、カテーテルを用いて子宮内に注入する治療法です（図20）。

セックスの場合、精子のスタート地点は膣内ですが、人工授精では子宮の奥になるので、卵子を目指す旅の距離はおよそ半分になります。

射精されて膣に入った精子は、卵子のいる卵管を目指し、子宮内へと進んでいきます。精子の大きさは約０・００６㎝。子宮内では膣の長さは約８㎝、卵管の長さが約10㎝です。

自分の大きさの約３０００倍もの距離を進むのです。これは身長１６０㎝の人が約５㎞を泳ぐのと同じ計算です。精子にとっては長い道のりなのです。

一度に射精される精子の数は、２億～３億個といわれていますが、膣内は細菌やウイルスの侵入を防ぐため強い酸性に保たれているので、99％の精子は子宮に到達できずに死滅します。

過酷な旅を制して卵子と出会うのは数十～数百個といわれ、そのうち受精できるのはたった1個だけです。

人工授精の場合は、この過酷な旅を半分にショートカットすることができます。精液が子宮内へ入ったあとは自然妊娠やタイミング療法とまったく変わりません。

人工授精はすべての夫婦に適した治療ではありません。

2年以上避妊なしの夫婦生活があり、原因不明の不妊症（男性不妊症も含む）、子宮内膜症と診断された方には、人工授精よりも体外受精を推奨する場合があります。私が人工授精をおすすめしているのは次のようなケースです。

①セックスができない場合

性機能障害によってセックスできない夫婦が急増しています。

性機能障害とは、女性でいえば性的関心や性欲の欠如、性的興奮やオルガズムが得られない、行為中に痛みがあるなどの症状です。男性であれば性衝動（性欲）の欠如や、勃起障害、射精する能力の障害などがあります。

頑張らないといけないという焦りがセックスをしづらくさせたり、射精ができなかったりする原因になることもあります。

当院では排卵に合わせて人工授精で治療を行い、心に余裕を持ったうえで、それ以外の日にはセックスをしていただくよう指導しています。

②精液検査で総運動精子数、運動率が基準値より何度も下回る場合

精液検査とは男性不妊の基本的な検査です。3～4日禁欲したあとに、病院で渡された容器に精液を採取します。採取した精液から、精液量、精子濃度、運動性、奇形率、精子運動率などを調べます。

2010年時点のWHOの基準では、精液検査の正常値は次のようになっています。

精液量	１・５㎖以上
精子濃度	１５００万／㎖以上
総精子数	３９００万個以上
運動率	40％以上
正常形態率	４％以上（奇形率96％未満）
総運動精子数	１５６０万個以上（総精子数×運動率）

精子は毎日作られているため、精液所見は常に変動します。男性の連日の精液所見を調べた場合、Ａ、Ｂ、Ｃのようなパターンが考えられます（図21）。

図21 男性の精液所見のパターン

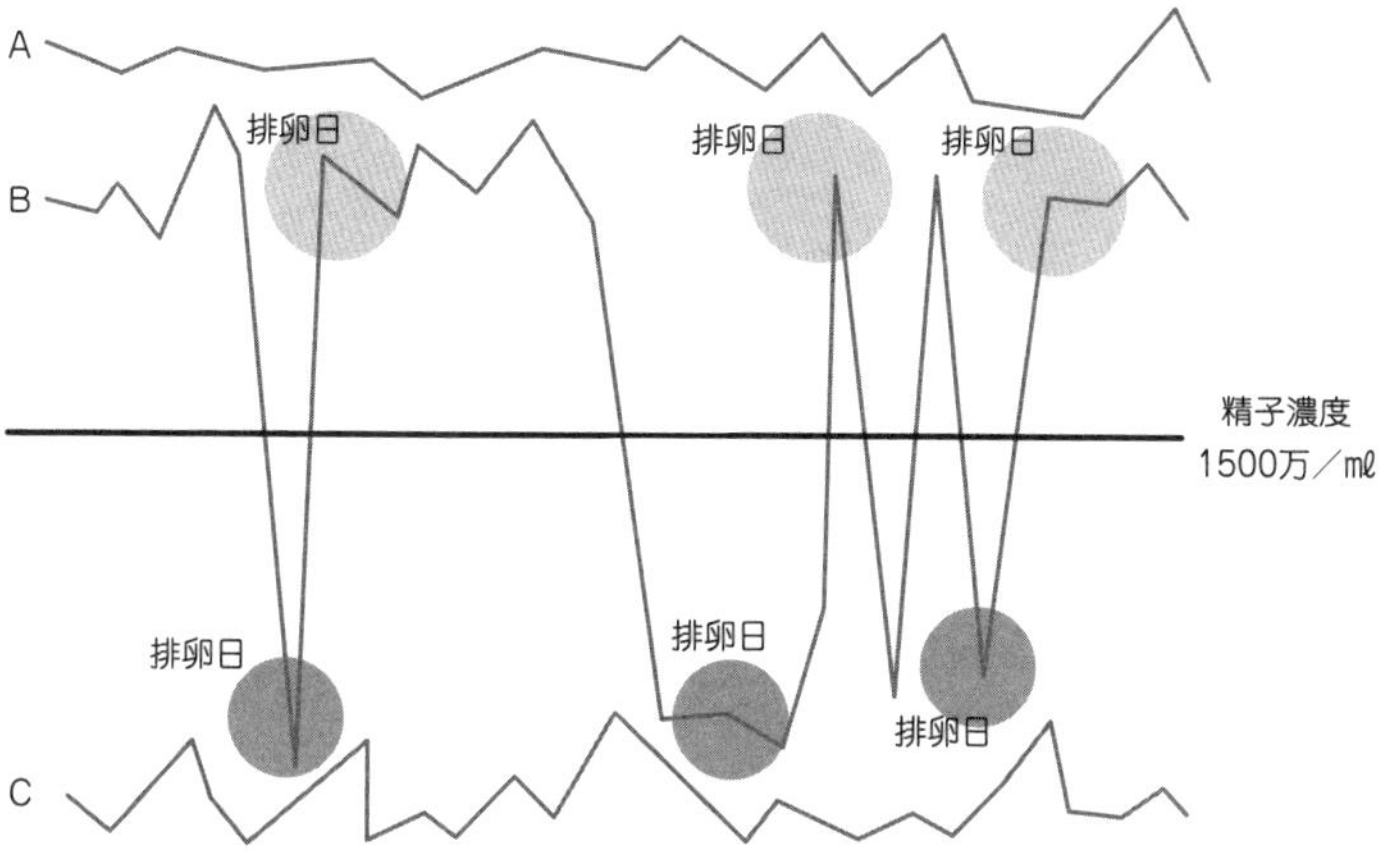

A 常に精液所見が保たれている
B 良い日もあれば悪い日もある
C 常に精液所見が基準値を下回っている（乏精子症）

しばらく良い日が続いていても、次の所見で変わる場合もあるのです。ですから、WHOの基準を下回ることがある男性の場合、パターンBなのかCなのかは、実際に人工授精をする際に確認するしかありません。

人工授精当日、採取していただいた精子を確認する際に、正確な精子の状態がわかります。

女性にとって妊娠に最も適した日（人工授精で

の最適な日は排卵日前日～当日）が、男性にとっても、最も適した日であるのかを確認するわけです。

つまり人工授精を続ける過程で、男性側の不妊となる要因をしっかり把握することができます。

ＷＨＯの基準から推定した場合、自然妊娠が可能なのは総運動精子数が８００万～９００万個以上の場合となります。

人工授精では総運動精子数が１０００万個以上の場合が有効とされますが、５００万個以上の場合でも運動率が30％以上あれば有効とする報告もあります（参照：Dickey RP et al. Fertil Steril 1999）。

精液は遠心分離機で洗浄し、濃縮するという処理を行います。その処理後の総精子数が５００万個未満では人工授精での妊娠率は低いとされているので、顕微授精をおすすめしています（参照：Gregoriou O et al, Int J Gynaecol Obset 1995）。

③子宮頸がんの治療（円すい切除術）をしているケース

子宮頸がんにかかる人口は、特に30～40代の女性で近年増加傾向にあります。

図22 子宮頸がんについて

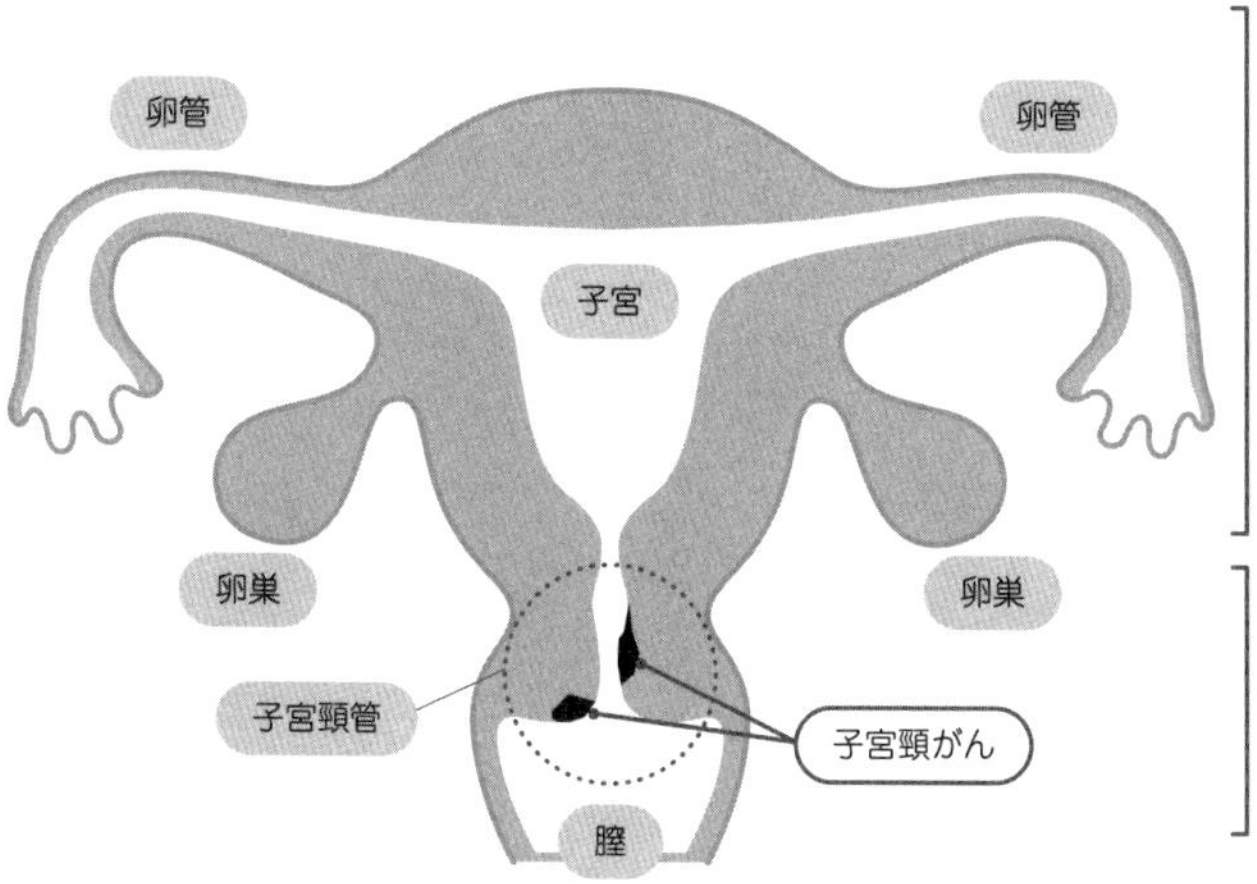

子宮頸がんの検査で「高度異形成・上皮内がん」と診断されることがあります。

少し専門的になりますが、異形成とはがんではないけれど、細胞や細胞配列が乱れる病変のことです。程度によって軽度異形成、中等度異形成、高度異形成の三つに分類されます。高度異形成は、子宮頸がんの前がん病変（がんが発生しやすい状態）とされています。上皮内がんは、がん細胞が表面だけにとどまっているものです。

その場合、治療で子宮頸部円すい切除術を行う場合があります。名前のとおり、子宮の入り口である子宮頸部を円すい状に切り取る手術です（図22）。

子宮の入り口の細くなっているところを子宮

頸管といいますが、ここは粘液を分泌する場所です。

この粘液はよく耳にするおりものの一部です。排卵が近くなると子宮頸管からの粘液が増えることで、子宮内に精子が侵入しやすくなります。

円すい切除術によりこの子宮頸管が切除されてしまうと、精子の侵入に必要なこの粘液量が減少する場合があります。すると精子が侵入しづらくなるため、人工授精で子宮内に直接精子を注入します。

・人工授精の治療の流れ

①排卵2~5日前　排卵日を特定する

②人工授精当日　精液を採取

当院では事前に精液を回収する特殊カップを渡します。人工授精当日に採取し、6時間以内にご本人、もしくは奥さまに

持参してもらいます

③人工授精当日

精液を調整

持参された精液をそのまま子宮には注入しません。精子を洗浄濃縮し、運動が良好な精子を回収します。調整に約1時間かかります

④人工授精当日

人工授精

洗浄濃縮した精子をカテーテルで子宮の内腔に注入します

⑤妊娠成立

人工授精当日（排卵日）を妊娠2週とすると妊娠5週目に子宮内に胎嚢が確認されれば臨床妊娠

妊娠7週目に胎児心拍を確認

【STEP4】高度生殖医療の開始

タイミング療法と人工授精を一般不妊治療といいます。

一般不妊治療で結果が出なかった場合、高度生殖医療（ＡＲＴ）に進みます。

高度生殖医療には大きく分けて、体外受精と顕微授精の二つの治療法があります。

卵管の状態がよくない（卵管閉塞、卵管水腫や卵管周囲癒着など）、精子の数が少ない、人工授精で妊娠に至らなかったなどの理由で、不妊症の約半数の夫婦がＡＲＴの対象となっています。

・どこで高度生殖医療を受けるかは、クリニックのコンセプトを見て決める

高度生殖医療には、数多くの治療方法があります。

極端な話、高度生殖医療の施設が６００あるとすると、６００通りの方法があると考えたほうがよいです。つまり違う方法で治療すれば、違う成績が出るということです。

だからこそ、とりあえず不妊治療を始めるのではなく、治療を始める前にあらゆる情報をご夫婦で収集すべきなのです。医師が治療法を選ぶように、患者もクリニックを選ぶ時代です。

では、高度生殖医療に携わる医師は数多くある治療の中から、どのように自分の治療方法を選んでいるのでしょうか。

そこには、医師としてのコンセプトがあります。信念といってもいいのかもしれません。例えば、自分の得意な研究成果の中で治療を選ぶ、あらゆる医療を統合的に行いより多くの治療を選択できるようにする、最新の医療をどこよりも早く開始する、患者さんがより安く受けられる医療を選ぶ、限られたスタッフや設備の中できる範囲で治療を選ぶ、産科があるので産科業務に影響が出ない範囲で治療を選ぶ、経営的な視点で治療を選ぶ、その地域に住む人のライフスタイルに合わせて治療を選ぶ、などです。

このように、コンセプトは医師によってさまざまです。これから不妊治療、特に高度生殖医療を開始するご夫婦は、必ずこのコンセプトをチェックしておくべきです。

医師はコンセプトに沿って治療を選択しています。つまりこれからみなさんが受ける治療は、医師のコンセプトに沿った治療になるということです。患者がクリニックを選ぶ時代だからこそ、私はあらゆるコンセプトの医療機関があって良いと考えています。

そのコンセプトが自分たちの希望に合っているのか、信頼できる根拠があるのかを夫婦二人で確認する必要があります。

もしかすると「医療従事者でもないのに、そんなこと自分たちにわかるわけがない」と思うかもしれません。でも、きっとわかるはず。そしてわかるように、私たち医師もきちんと説明する必要があるでしょう。

例えば、治療開始前に知るチャンスはたくさんあります。ここでいくつか挙げておきます。

①体外受精説明会
②セカンドオピニオン
③不妊カウンセリング
④施設の出すホームページ、ブログ、書籍、ＳＮＳなど

体外受精の説明会に参加したり、セカンドオピニオンや不妊カウンセリングを受けたりしたときに、直接コンセプトを聞いてみる。あるいは施設が出している情報を見て確認する。これだけのチャンスがあるのに、病院の治療コンセプトがわからないのであれば、それは医療者側にも責任があるはずです。

もしも私が患者さんの立場で、方法も結果も違う医療を受けることになったとしたら、コンセプトや信念が理解できない医療は絶対に受けません。

ちなみに当院のコンセプトは、「シンプルで最短の不妊治療」です。

不妊治療は、複雑な治療をやろうと思えばいくらでもできます。時間をかけようと思えば、いくらでもかけられます。けれども当院は、ご夫婦の状態や希望に合ったシンプルかつ最短に結果が出る治療の提供をコンセプトに掲げています。

・高度生殖医療の流れ

体外受精と顕微授精は受精の方法が異なりますが、いずれも採卵した卵子と精子を体外で受精させる治療方法です。受精操作翌日には正常に受精していることを確認し、最大5～7

図23 当院の体外受精の流れ

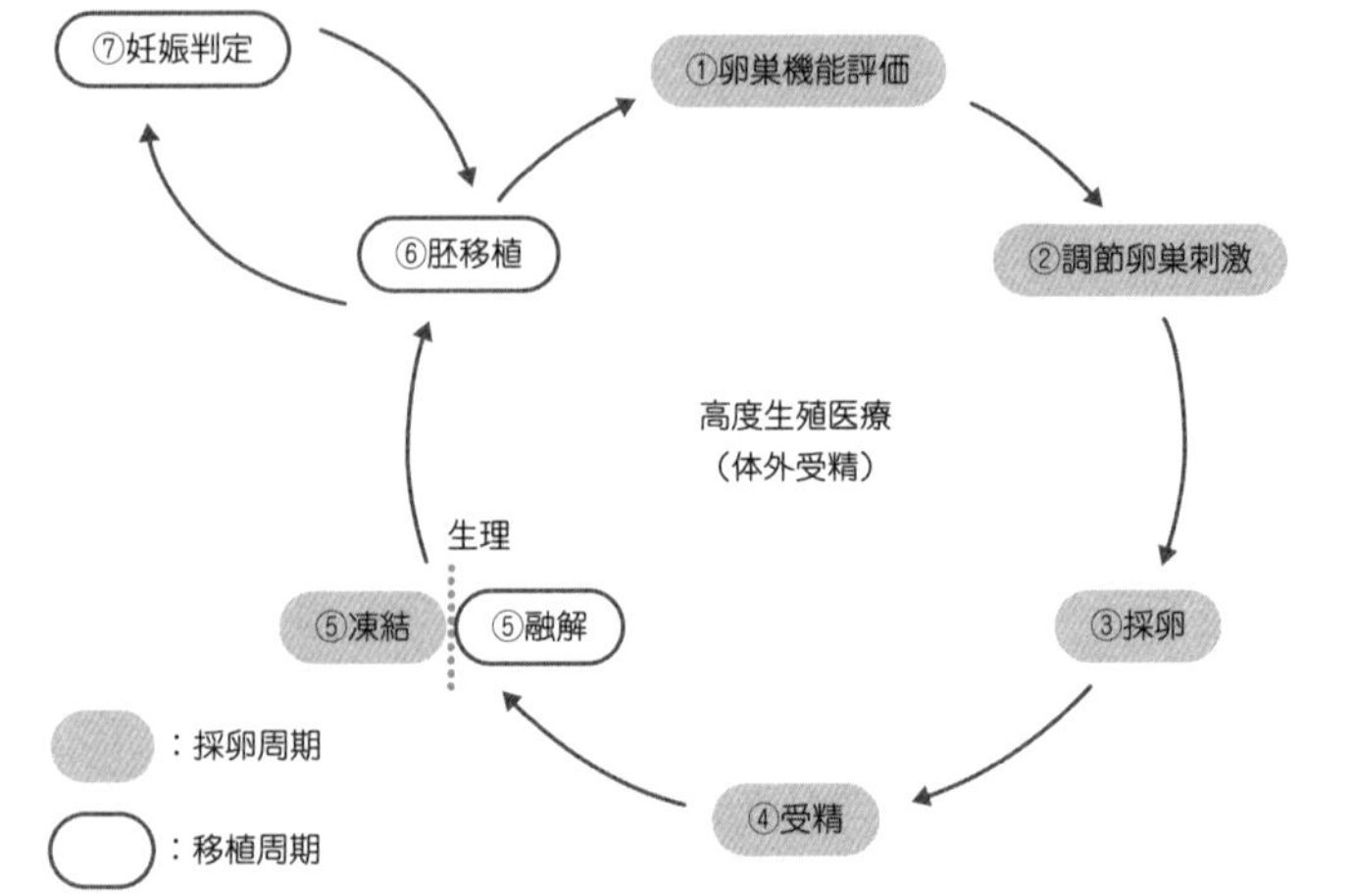

日間の体外培養を行います。順調に成長した受精卵は凍結保存をします。その後、子宮内を最適な環境に整えて、最も順調に成長した受精卵を選び子宮内に移植します。

採卵して受精卵を凍結するまでを「採卵周期」といいます。凍結して次の生理周期を待ち、凍結した受精卵を融解して、子宮内に移植し、妊娠判定が出るまでを「移植周期」といいます（図23）。

第2章でも流れについては説明しましたが、ここではさらに詳しくお伝えします。

◆①卵巣機能評価

年齢とＡＭＨ値で卵巣機能を評価します。

年齢　：卵子の質
AMH：卵子の数

当院では、患者さんの卵巣機能に合わせたオーダーメイドの治療プランを作成し治療を行います。採卵の成績を向上させるためには、必要不可欠な行程です。

◆②調節卵巣刺激

卵巣を評価したら、次は調節卵巣刺激法に進みます。

調節卵巣刺激は、クリニックよってまったく異なります。繰り返しお伝えしているように、クリニックのコンセプトによって一番大切な治療方法が大きく変わるのです。

当院のように、不妊治療を最短にするコンセプトの場合に最も重要なのは、1回の採卵で多くの卵子を採取し、受精卵として凍結保存しておくことです。なぜなら卵巣を刺激する採卵周期は、体外受精のプロセスのなかでクリニックに通院する回数も増え、薬の種類（内服薬や注射薬）も増え、手間も費用もかかる時期だからです。

多くの受精卵を凍結保存ができるメリットはほかにもあります。一人目の治療で妊娠出産されたあと、二人目を希望する場合は最も手間のかかる採卵をすることなく、移植から治療を開始できます。

子育てで大変な時期に採卵するのではなく、自分のより若い卵子を受精卵として保存しているわけですから、二人目、三人目の妊娠も早くなるというわけです。

実際に私がかかわった患者さんのなかには、多くの受精卵を凍結保存され、一度の採卵で三人の子どもに恵まれたという方も多くいらっしゃいます。

調整卵巣刺激法というプロセスは、その方の卵巣の機能を最大限に活かすため、注射や内服薬でホルモンを補い、卵巣を刺激する期間です。刺激方法や個人差もありますが、およそ2週間かかります。患者さんに最も頑張っていただく期間です。

ホルモンは不妊治療の要です。「不妊治療のプロ＝ホルモンを扱うプロ」といっても過言ではありません。一人ひとりの患者さんの状態に合わせて、ホルモンを上手に使っていくことが、良い結果につながっていきます。

では**ホルモンとはなんなのか**。具体的にいえば、体の働きを調整する化学物質です。患者

図24 女性ホルモンを作り出す社会構図

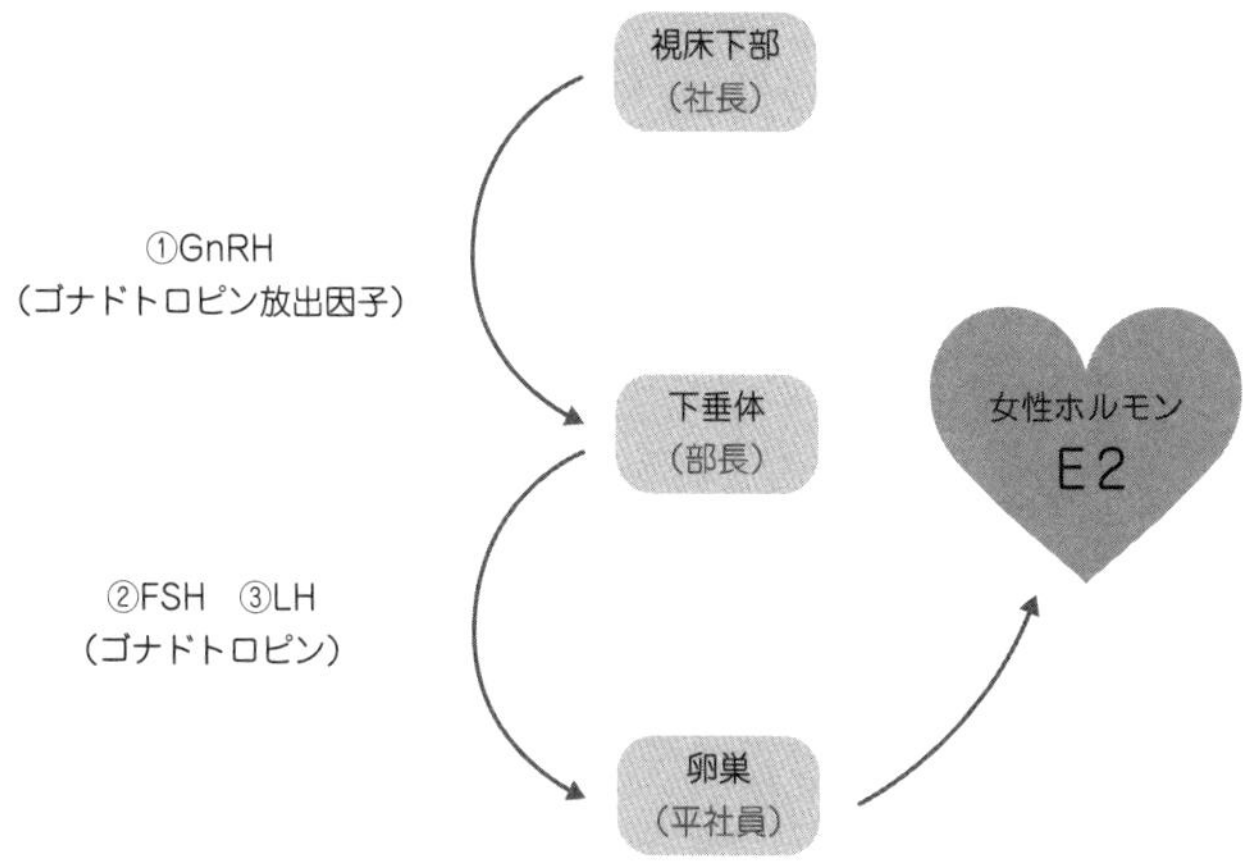

さんにはもっとわかりやすく、「体に指令を出す物質」と説明しています。

女性の体では、三人の主役と三つのホルモンが、女性ホルモンを作り出しています。まるで会社の組織に似ています（図24）。

一人目の主役が脳にある「視床下部」
会社で例えると社長にあたります
二人目の主役が脳にある「下垂体」
こちらは部長です
三人目の主役が下腹部にある「卵巣」
平社員です

一つ目の指令（ホルモン）ＧｎＲＨ
社長が部長に働きなさいと指示を出します
二つ目の指令（ホルモン）ゴナドトロピン（ＦＳＨ、ＬＨ）
部長が平社員に働きなさいと指示を出します
三つ目の指令（ホルモン）エストラジオール
平社員は働きましたよとアピールします

以降ではホルモンの名前をお伝えします。使う薬に関係してきますので、できるだけわかりやすく説明します。この部分が理解できると採卵周期のすべてがわかりますから、ぜひ何度も読んでいただきたい部分です。

社長である、視床下部から出るホルモンをＧｎＲＨ（ゴナドトロピン放出因子）といいます。ゴナドトロピンとは性腺刺激ホルモンのことで、ＦＳＨ（卵胞刺激ホルモン）とＬＨ（黄体形成ホルモン）の２種類の総称で、卵胞を発育させて排卵させる働きがあります。

図25 卵巣のようす

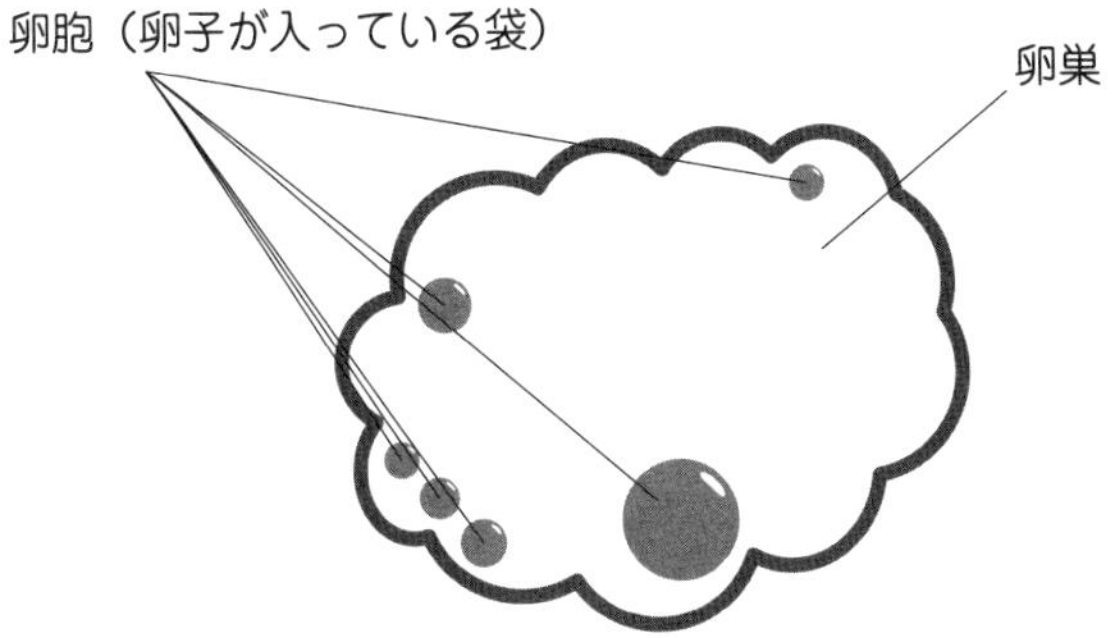

部長の下垂体からは、黄体形成ホルモンと卵胞刺激ホルモン2種類のホルモンが出ます。社長（視床下部）はＧｎＲＨを使って「卵胞を育てなさい」と部長（下垂体）に命令します。すると部長（下垂体）が「はい、わかりました！　平社員（卵巣）に卵胞を育てさせて、排卵の準備をさせます」とゴナドトロピン（ＦＳＨおよびＬＨ）を分泌します。

ゴナドトロピンを受け取った平社員（卵巣）は「わかりました！」と卵胞を育てます。

卵胞が育ってくると、卵巣からエストロゲン（エストラジオール）という女性ホルモンが産生されます。エストロゲンによって子宮内膜が厚くなり、受精卵を迎える排卵準備に至ります。

ちなみに、卵胞とは卵子の入った袋のことです。卵巣の表面には卵子の入った袋である卵胞が敷きつめられています（図25）。

女性ホルモンとは、エストロゲンやプロゲステロンの総称です。エストロゲン（Ｅ）は卵胞が発育すると産生されるので、卵胞ホルモンとも呼ばれます。エストロゲンにはエストロン（Ｅ１）、エストラジオール（Ｅ２）、エストリオール（Ｅ３）の３種類があります。不妊治療でよく使うのはエストラジオールです。エストロゲンのなかで最も活性が強いといわれます。

これまでをみても指示統制のとれた素晴らしい会社なのですが、女性の体内にある会社はこの素晴らしさを上回ります。まさに現代社会が見習うべき部分があります。

・平社員（卵巣）は、すぐに社長（視床下部）に報告する
・社長（視床下部）は、それを受けてすぐに指示を変更し対応する

これをフィードバックといいます。

もちろんフィードバックには2種類あります。

・もっと頑張りなさい（ポジティブフィードバック）
・ゆっくりしてください（ネガティブフィードバック）

では、女性の体内のフィードバックを簡単に示します。

平社員（卵巣）は、エストロゲンが十分になると社長（視床下部）に対して「もう、十分ですよ」とフィードバックします。もちろん足りないときには「足りませんよ」と伝えます。
平社員（卵巣）から報告される内容に合わせて、社長（視床下部）が、ＧｎＲＨを出すかどうかを判断しているのです。

・卵子は育つために毎月1000個エントリーするのに、排卵するのは毎月1個だけ

これは前述した女性の体内にある会社のカラクリがわかれば理解できます。

社長（視床下部）から「卵胞を育ててください」とホルモンが出ます。それを受けた部長（下垂体）は卵巣に向けて、卵胞を育てるためのホルモンを出します。平社員（卵巣）はその指示を受けて卵胞を育て、育った証拠に卵巣からは女性ホルモンが出始めます。

すると社長（視床下部）は、この卵巣からの女性ホルモンを見逃しません。「卵胞が1個育ったのであれば十分です」と刺激をどんどん弱めていくのです。

専門的にみると、実際にはもっと複雑なしくみで排卵を1個に選択しているのですが、まずはこの大きな指示系統から、卵胞発育や排卵が行われていることを理解することが非常に大切です。

このように通常卵子は月に1個しか育ちませんが、私たち不妊治療のプロはこれらのホルモンを巧みに使ってたくさんの卵子を育てることができます。

すべての「調節卵巣刺激」に共通するのは次の2点です。

① 卵胞を育てる
② 排卵を予防する

ここで、「あれ？ 排卵を予防するの？」と首をかしげる方がいるかもしれません。タイミング療法や人工授精では、医師から「排卵が大事。排卵できるように頑張りましょう」と言われます。

しかし体外受精では、卵巣内にある排卵前の卵胞から卵子をとります。つまり排卵してしまうと卵子がとれなくなるのです。こういった理由から、卵胞を育てる一方で排卵を予防するのです。具体的には次のような治療を行います。

①→ＧｎＲＨやＦＳＨの作用を持つ点鼻薬や注射を打つことで卵胞を大きくする
②→ＧｎＲＨをブロックし、弱める点鼻薬や注射を打つことで排卵を予防する

会社の役割で説明すると、社長（視床下部）、部長（下垂体）の指示を強めて卵胞を大きくする。その一方で社長（視床下部）の指示をブロックし、弱めて排卵を予防するということです。

当院の場合、注射は基本的に病院ではなく自宅で自分で打ちます。糖尿病の方がインスリン注射を毎日自分で打つのと同様に、自分で行うことができます。自分で注射をすることで、通院の回数を減らすことができます。

また、調節卵巣刺激の方法は一人ひとりの卵巣機能によって異なります。卵胞の育て方、排卵予防の方法により、それぞれの調節卵巣刺激には名前がついています。

当院の代表的なものには次の４つの方法があります（図26）。

図26 当院の調節卵巣刺激

①アンタゴニスト法

②ショート法

③低刺激法

④下垂体ホルモン調整法

卵子の数が保たれている方
（AMH高値）

卵子の数が少なくなっている方
（AMH低値）

①アンタゴニスト法

【推奨される方】

当院基準：AMH：1・0ng／mℓ以上

卵巣機能が高く、1回の採卵で多くの卵子を採卵できる可能性のある方

【治療法】

生理3日目頃より卵胞を育てるホルモン（HMG／FSH）を毎日注射します。注射を開始すると、基本的には週に2回ほどクリニックに受診していただきます。受診では現在の注射の種類が合っているか、投与量は合っているかを確認し、その都度自分の体に合わせて調整していきます。

排卵が近づいてきた頃からは排卵予防の「アンタゴニスト」という注射を始めます。排卵を

抑制しながら卵胞を育てて採卵を迎えます。

②ショート法

【推奨される方】

当院基準：ＡＭＨ：０・５〜１・０ng／mℓ

卵巣機能の低下が見られるが、勢いよく卵胞を育てることで、複数個の採卵ができる可能性がある方

【治療法】

アンタゴニスト法と同様に、生理３日目頃から卵胞を育てるホルモン注射を毎日注射します。注射を開始すると、基本的には週に２回ほどクリニックに受診していただきます。

また、生理の３日目から「ＧｎＲＨアゴニスト」という点鼻薬で下垂体を刺激します。この点鼻薬は、最初は卵胞を発育させる、最後は排卵抑制を促すという二つの役割をします。点鼻薬で排卵を抑制しながら、点鼻薬と注射の両方で卵巣刺激し、卵胞を育てて採卵を迎えます。

既述のホルモンの話でいえば、社長と部長の両方の指示を強めることになるので、当院の

刺激法のなかでは最も刺激が強い方法になります。状態によっては排卵予防の点鼻薬の使用期間を長くする場合があり、これはロング法と呼ばれます。

③低刺激法（クロミフェンのみ、クロミフェン＋適宜ＨＣＧ）

【推奨される方】

当院基準：ＡＭＨ：０・５ng／mℓ以下

卵巣機能が非常に低くなっている方。1回の採卵で2～3個採卵ができる可能性がある方。

【治療法】

卵子が少ない人に対しての治療なのに、なぜ低刺激なの？　という質問を受けます。

先ほど、毎月成長しかけた１０００個のうち1個しか排卵できず、ほかの９９９個は消えていくという説明をしました。アンタゴニスト法やショート法を選ばれる方というのは、簡単にいえば消えていく９９９個の卵子のうち一つでも多くの卵子をなんとか育てて、救い出しているという方法です。

そもそも残存している卵子が少なく、救い出せる卵子がない場合はどれだけ注射を打っても出てきません。ですから強い刺激をすることはありません。

卵子を育てる内服薬クロミッドと、卵子を育てるＨＭＧ注射を適宜使いながら、同時に排卵を抑制するＧｎＲＨアンタゴニストの注射を使います。

強い刺激でも弱い刺激でも、とれる卵子の数が同じなら刺激を弱めるというわけです。

④下垂体ホルモン調整法

【推奨される方】
当院基準：ＡＭＨ：０・０ng／mℓ
卵巣機能が著しく低い方。例えばＡＭＨ値が０、更年期、生理不順、排卵確認ができない方。

【治療法】

残存する卵子が減っていくと、体内の女性ホルモンも枯渇し始め、更年期が近づいてきます。具体的にいうと、卵巣からのエストラジオールが減ることでフィードバックがかかり、ＦＳＨ、ＬＨが異常高値（目安40ｍＩＵ／mℓ以上）となっている状況です。

この治療では、更年期治療と卵巣刺激を同時に行うイメージです。前述したネガティブフィードバックを治療に使います。

内服や湿布薬で女性ホルモンを長期的に投与することで、まずは下垂体からのホルモンを卵胞が育つ環境になるまで調節していきます（目安FSH：2～10ｍＩＵ／㎖、LH：2～10ｍＩＵ／㎖）。

これだけでは更年期の治療をしているにすぎないので、このホルモン状況から必要な時に内服薬や注射を使って卵巣を刺激していきます。刺激しないと更年期治療をしているだけ、刺激しすぎると更年期状況に戻ってしまう、という非常に繊細な管理となります。

・自分の体に合わせたホルモン治療により45歳以上で更年期の状況から出産した方も

私の患者さんの中に、更年期の状態に近い45歳以降に治療を始めて、妊娠された方がいました。初めてお会いしたとき、彼女はすでに生理不順が始まっていました。採血ではAMHが0・0ng／㎖、FSHが80ｍＩＵ／㎖、LHが70ｍＩＵ／㎖以上。このままでは採卵ができないと考えて、下垂体ホルモン調整法を実施しました。

3カ月にわたり、1日も絶やすことなく女性ホルモンを投与していきました。女性ホルモンを投与し、ネガティブフィードバックを治療として誘導し、少しずつ予定していたホルモン環境にまで下がってきたら、週に1回や10日に1回卵巣を刺激し、下垂体ホルモンを上げては下げてを繰り返していきました。すると、ちゃんと卵胞が育つようになったのです。

どういうことかわかりやすく説明していきます。

通常は、年齢が50歳に近づくと、前述した社長（視床下部）や部長（下垂体）が「そろそろ妊娠年齢は終わり。閉経していいよ」と指令を出します。するとだんだん排卵しなくなりやがて閉経します。

その時期に、大量に女性ホルモンが入るとどうなるか。脳は「あれ、女性ホルモンがたくさんある。この人は若いぞ、まだ閉経させてはダメだ」と考えるのです。

そして「よし、卵子が育つようにちゃんとホルモンを出そう」と命令し始めます。すると女性は、また定期的に排卵をし始めるようになるのです。

この卵子を大切に採卵し続け、受精卵として凍結していきました。その後、本人ですら希望がまったく持てない状況の中で、妊娠が実現しました。

勘違いしないでいただきたいのは、40代後半の誰もがこの方法で妊娠できるわけではないということです。非常にまれなケースであることも、あえてお伝えしておきます。

・「卵巣刺激はどの方法がいい？」はもう古い

不妊治療をしている多くの方が、自分にとってどの卵巣刺激がいいのかと疑問を持っています。特にＡＭＨ値が低く、採卵でなかなか卵子がとれないと落ち込んでいる方は、深刻に考えるものです。

私もかつては「ロング」か「ショート」か「アンタゴニスト」か「低刺激」か、どれが最良なのかを考えながらトライしていました。

ただし今はどの方法が良い、悪いではなく、それぞれのご夫婦に合う治療を、日々変化させながら提供することが重要であると考えています。

なぜなら同じ治療を続けても、思うように採卵できないことがわかってきたからです。

特にＡＭＨ値が低い方の場合は、その日のベストな治療法に変えていくかどうかで、卵子の採取率はかなり変わります。刺激を強めて採卵個数が増える月もあれば、刺激してもとれない月もある。なぜなら女性の体は日々変化しているからです。

当院では毎回採血結果に合わせて治療を行っていますが、同じ患者さんでも毎月女性ホルモンの変化があることに驚かされます。同じ方に同じ治療で同じ注射を同じ量打ったとしても、反応や結果は毎月変わるのです。

つまり、卵巣刺激法を一つだけに絞るのはもったいないということです。
不妊治療中のご夫婦にとっては、その日に良いとされる選択肢をつかみ取れるかがポイントです。日々変化する女性の卵巣状況に合わせて卵巣刺激を毎回調節することは、不妊治療にかかわる医師の技量が最も発揮される部分だと思います。

「調節卵巣刺激」という名のとおり、調整をするのです。卵巣刺激を開始してから、チェックも調整もせずに、そのままの予定で採卵するのは調節とはいえません。体外受精のなかでも調節卵巣刺激は本当に大事で、私は最も注力しています。

既述したように、妊娠するためには、卵子が受精する準備ができた「成熟卵子」であることが重要です。ですから、何でもいいから卵子をとるのではなく、「しっかりと成熟した卵子」を採卵1回でなるべく多く、なるべく最短で採取することを目指しています。そこにこだわれば、卵子一つひとつの受精成績、培養成績などの良い結果があとからついてきます。

「え？　卵子はしっかりとったほうがいいの？」
「そんなにとらなくていいと言われた」

「とらなくていいと思っていた」

卵子はたくさんとるほうがいい、とらないほうがいい――。この意見はこれまでも、そして今でも議論がなされています。この業界では時代や医療の進歩とともに、方法も結果も考え方も日々変わっていきます。

２００２年以降から急激に治療成績を上げ、現在では体外受精で出生する80%を占める技術が、受精卵を凍結・融解するという治療法です。

私の場合は、これまでこの凍結受精卵でどれだけ治療成績を上げられるかをずっと考え追究してきました。凍結受精卵での治療成績（採卵あたりの妊娠率、移植あたりの妊娠率）を最大限に上げるのであれば、卵子はたくさんとってより多くの胚盤胞（受精してから５日目の受精卵）として凍結しておく。その中のベストな受精卵を選ぶことで、治療成績は格段に上がります。

ここでも、施設が持つコンセプトが大切になります。私のように凍結受精卵を治療の中心におくのであれば、採卵ではたくさんとるべきですが、新鮮胚移植で治療成績を上げたいのであれば、一定の採卵個数を超えると逆に治療成績が下がることがあります。コンセプトが

図27 採卵の様子

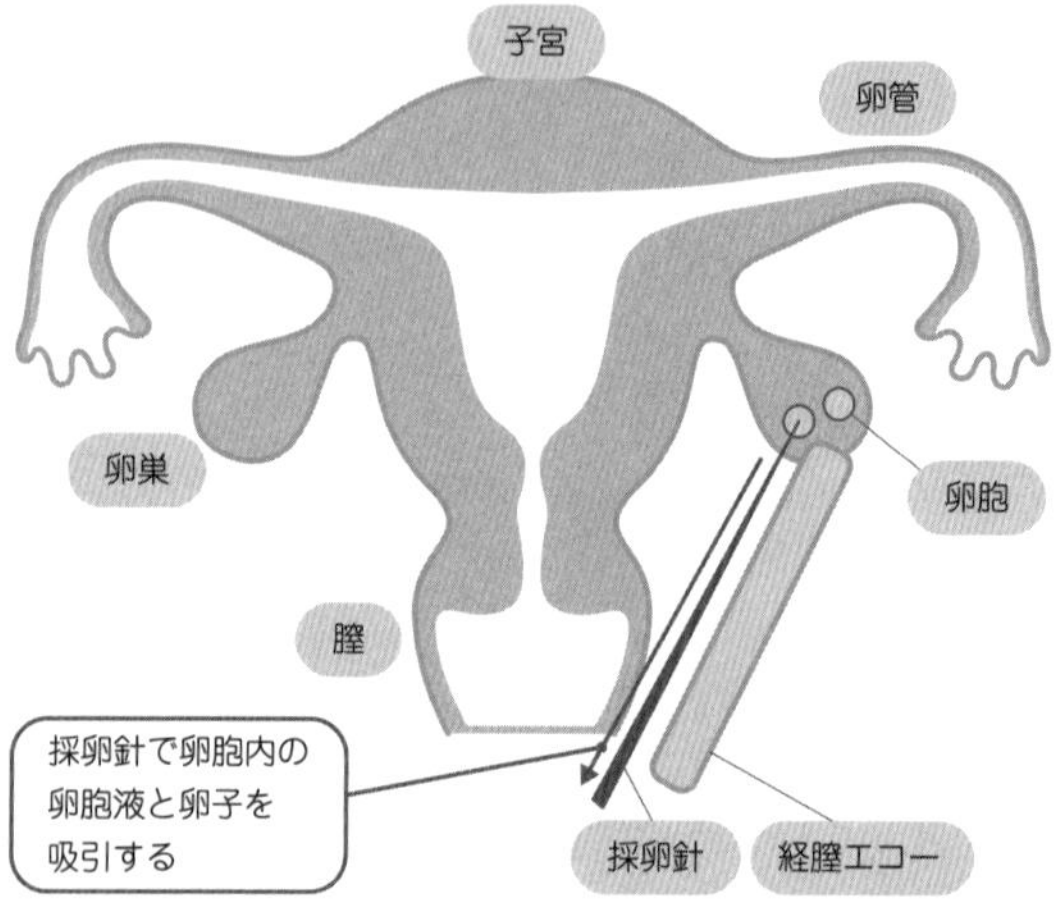

変わると治療法が変わるという重要なポイントがここにあります。

◆③採卵

調整卵巣刺激で卵子を育てたら、次は採卵です。

採卵は、お腹を切るわけではなく膣から行います。婦人科の受診を経験されたことのある人はよくわかると思いますが、開脚できる内診台に座っていただきます。

経膣超音波（経膣エコー）で卵巣内の卵子の位置を確認してから採卵針を刺します（図27）。針を刺す際に痛みが生じるため、採卵時は麻酔の使用を希望できます。

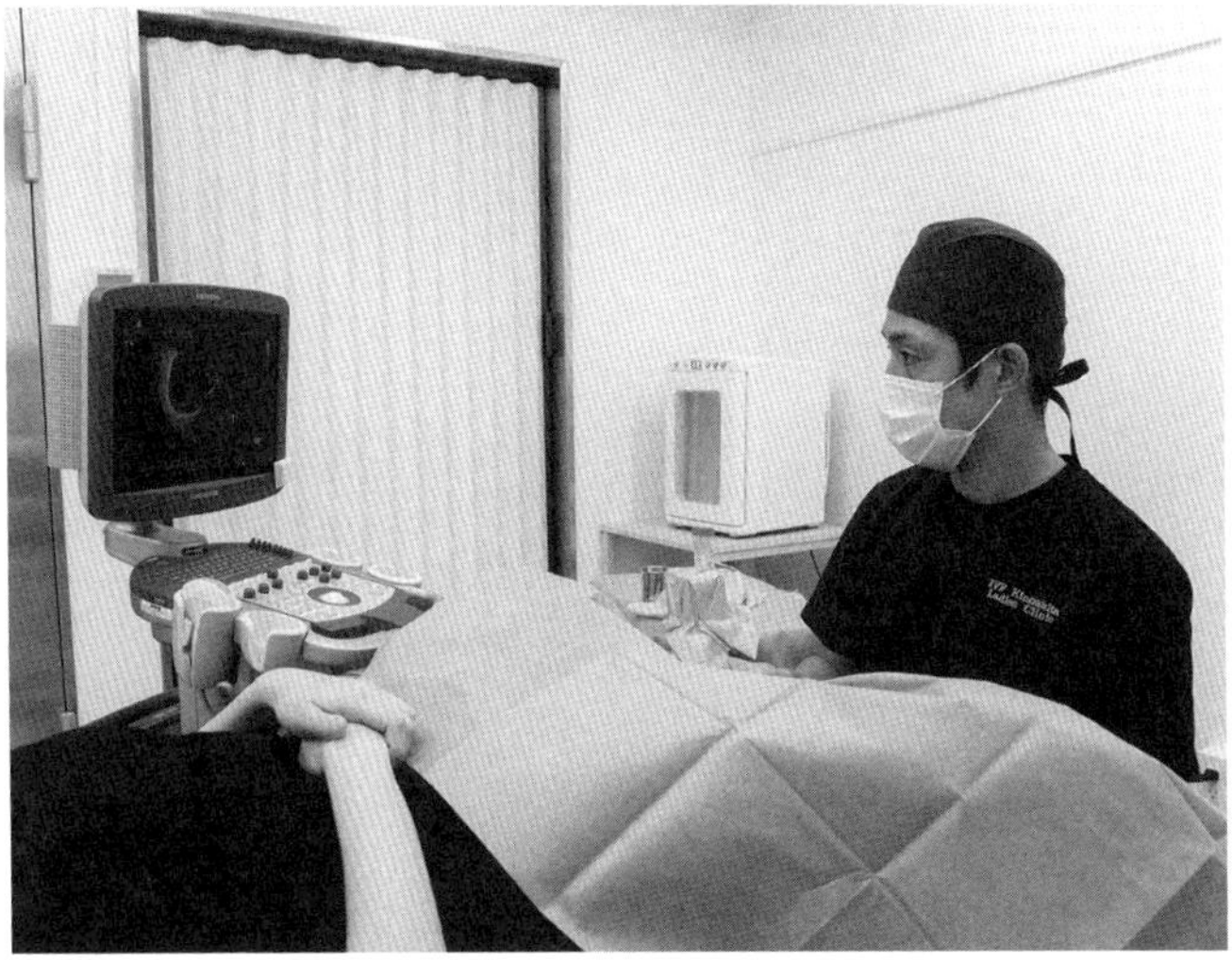

◆当院での麻酔方法

・静脈麻酔

手術室にて点滴後に採卵します。採卵個数が多い場合（時間がかかる方）や、恐怖心の強い方の場合対応します。

・表面麻酔

目が覚めている状態で、表面麻酔薬を使って、採卵します。採卵個数が少ない方（1～2個予定）には表面麻酔をおすすめしています。この場合採卵は5分ほどで終了するので、そのまま仕事に行かれる方もいます。

・とれた卵子はすべて良い卵子？

初めて採卵する方の中には、とれた卵子はすべて良い卵子だと思っている方が多いと思います。私がこの質問に答えるならば、「それを採卵で確認しましょう」です。

これまでタイミング療法や人工授精で排卵してきた卵子は、良い卵子だと信じて頑張ってきたわけです。しかし、それでは結果が出なかった。だから体外受精という新たな治療を開始したのです。

体外受精では、今までわからなかった、見えなかった部分がたくさん見えてきます。その一番はじめに確認すべきものが、卵子の状態なのです。

卵子は自分と同級生。つまり30歳の人は30年前の卵子、40歳の人は40年前の卵子。初めて自分の卵子と対面してその状況を医師と確認します。

私は、必ず採卵した卵子をご夫婦と一緒に動画で確認します。この行程を省く施設も多いようですが、私はこの工程を大事にしたい。なぜなら、これまでわからなかったことが自分の目で見ることができるようになる。これが体外受精をしてよかったと思える大切なポイントの一つだからです。

◆④受精

採卵日当日に射精した精液を持参してもらいます。そして成熟卵子を採卵したその日に精子と受精させます。

つまり採卵当日は、ご主人の精子が必要となります。ご主人が遠方にいる、忙しい、精子の所見がよくないなど、男性側の事情によって事前に精子を凍結することもできます。採卵の予定を夫婦で共有することで、より多くの選択肢から治療を選ぶことができるのです。

体外受精には2種類あります。

・古典的な体外受精（媒精法、コンベンショナルＩＶＦ）

1個の卵子に元気な複数の精子をふりかける方法です。精子と卵子が出会う環境をつくり「受精してください」というところまでを行う方法です。精子が自ら受精しにくいので、私がご夫婦にお話しする際には期待を込めて「ご主人、頑張れ法」と呼んでいます。当院の場合、ふりかけ法での受精率は72％です（２０１８年データより）。

・顕微授精（ＩＣＳＩ）

ご主人が射精した何千万という精子を競争させます。形や動きの良い精子を選び、卵子の細胞質内に直接精子を注入することで受精させる方法です。顕微鏡を見ながら、精子を注入する場所を見極めつつ授精させるので、顕微授精と呼ばれます。当院の場合、顕微授精での受精率は80％以上です（２０１８年データより）。

どちらの受精方法を行うか。当院では精子の所見、女性の年齢、採卵個数、今までの治療歴をみて決めますが、採卵1回目はすべての卵子に、古典的な体外受精をおすすめする施設も多いようです。私も昔は、すべての症例で採卵1回目には古典的な体外受精で実施していました。しかし、あることがきっかけで治療方針を変えることにしました。

私が現在推奨しているのはスプリット法です。スプリットは分けるという意味で、文字どおり採卵できた卵子を二つのグループに分けて、古典的な体外受精と顕微授精を同時に行う方法です。例えば10個の卵子がとれた場合、5個を体外受精に、もう5個を顕微授精で行うというものです（実際には、当院の受精データから振り分け個数を決定します）。

なぜスプリット法をおすすめするのか。その理由は、患者さんご夫婦に教えてもらったことがきっかけでした。

古典的な体外受精の場合、全体の約13～16％に受精障害が起きていることは理解していました（当院基準では受精率30％以下）。顕微授精の場合は精子を卵子のなかに直接注入しますが、古典的な体外受精では、精子が自力で卵子のなかに入っていく必要があります。つまり精子が入っていけないと、受精は成立しません。

古典的な体外受精を中心に治療を実施していた当時、あるご夫婦に言われた言葉が今でも忘れられません。

「私たちは1回の採卵に多くの思いとお金をかけています。事前にそれだけのリスクがあるのなら、なぜそのリスクへの対応をしてくれなかったのですか」

私は返す言葉が見つかりませんでした。そしてあらためて、プロとは何か？ と治療選択の重要性について、考えさせられる出来事だったのです。

この出来事から私は、当院のコンセプトである「最短の不妊治療」を達成させるためにもスプリット法を推奨しています。

◆⑤凍結・融解

自然妊娠の場合、受精卵は細胞分裂を繰り返しながら「胚盤胞」というステージになる頃子宮に到着して、妊娠成立となります。

体外受精では、受精させた受精卵が胚盤胞になるまでの数日間、体外で培養します。同じ日に採取し受精させた受精卵でも、順調に発育していくものもあれば、途中で発育が止まるものもあります。順調に発育した細胞数の多い胚を「良好胚」といいます。そして、細胞数の少ない胚は「不良胚」といわれます。

あくまで個人の見解ですが、見た目の細胞の数をＡＢＣという記号で表しているだけなのに、細胞数が少ないというだけで不良胚という表現が、私は好きではありません。

細胞数の少ない受精卵から元気な赤ちゃんとなり無事に生まれてくれた子どもをこれまでたくさん見てきましたし、この手で抱っこさせてもらったこともあります。大きくなった今でも写真を送ってくださる方もいます。

その子どもたちの誕生に携わらせてもらった経験から、私は不良胚という言葉は使わなくなりました。

もちろん当院でも胚の評価はしっかりとします。当院ではＡＢＣというアルファベットの文字だけではなく、凍結した受精卵の顕微鏡画像をご夫婦と一緒に確認し、女性の年齢と見た目から妊娠率、流産率を検討したうえで移植胚を選択しています。

受精卵は超急速ガラス化法という技術を使ってマイナス１９６度に凍結します。

超急速ガラス化法とは、高濃度の凍結保護剤を添加し急速に冷却することで、細胞内で氷晶形成しないようにし、高い生存性を得られる凍結方法です。凍結しているときの状態がガラス状の固体に見えるので、ガラス化凍結法と呼ばれています。またこの方法ではありませんが、海外では２０１７年に、25年前に凍結した受精卵を使い、妊娠出産したという事例もあります。

◆⑥胚移植

受精卵を子宮内に戻すことを胚移植といいます。

新鮮胚移植の場合は、採卵日の2~3日後もしくは5日後に、凍結をすることなく、育った受精卵をそのまま子宮に移植します。

現在は、凍結融解胚移植をメインの治療としている施設が多いと思います。詳しくは63ページで既述しましたので、ご参照ください。

凍結融解胚移植について「受精卵をいつ凍結するか」「いつ移植するか」は施設によってさまざまです。各々の施設で凍結基準というものを定めて凍結しています。移植される受精卵の選択肢は、次の３つがほとんどです。

① 2日目初期胚移植（受精卵として2日目）
② 3日目初期胚移植（受精卵として3日目）
③ 胚盤胞移植（受精卵として5日目）

「どの移植がいいですか？」とよく聞かれますが、もちろん一度の移植で妊娠率が最も高いのは胚盤胞移植です。当院でも年間80％以上の移植は胚盤胞です。

しかし、私は移植を胚盤胞のみと決めずに、すべての選択肢を残しておくべきだと考えています。なぜなら受精卵が5日間育たず、なかなか胚盤胞にならないと悲しむご夫婦が多くいらっしゃることを知っているからです。

移植は女性の年齢、凍結受精卵の数、今までの治療歴、持病の有無などを総合的にとらえることではじめて進みます。

体外受精は、採卵と移植を行ってはじめて治療が完成します。「採卵で卵子がとれ、受精卵にはなるけど移植したことがない……」という声を聞くことがありますが、それでは治療が進んでいるとはいえませんし、ご夫婦も納得できないのではと思います。

私は受精卵の可能性をできる限りチェックしたうえで、ご夫婦に合わせた移植を進めたいと考えています。

当院では、一度の採卵で前核期（受精卵として1日目）、胚盤胞（受精卵として5日目）両方の凍結ができるように、移植の準備を進めます。そうすることで、前述した移植すべての選択肢を持った採卵となります。

◆⑦妊娠判定

体外受精後の妊娠判定日では、尿検査や血液検査によってｈＣＧ（ヒト絨毛性ゴナドトロピン）と呼ばれるホルモンの濃度を測定し、妊娠を判定します。ｈＣＧは妊娠週数が進むにつれて分泌量が増えることが知られており、このホルモンの濃度が判定のポイントです。ちなみに市販の妊娠検査薬も、このｈＣＧ濃度を検知して判定しています。

不妊治療に副作用はあるのか？

体外受精の治療中、調整卵巣刺激をしていると、人によってはだるい、気持ち悪い、吐き気がする、胃がムカムカする、胸が張る、お腹が張る、眠い、体重が増えたといった症状が現れることがあります。妊娠とよく似た症状です。これは卵胞が育ってきて、女性ホルモンが多く出るために起こる症状です（使用している薬の直接的な副作用ではありません）。

不妊治療の最大の副作用は、妊娠によって引き起こされます。

これをいうと多くの方が驚きますし、信じ難いと思いますが、実際の妊婦さんがそのことを私たちに教えてくれます。

当院の卒業後アンケートでも「最終的に妊娠初期が一番体調がしんどかった」という意見は多く届きます。

女性の月経周期で最も女性ホルモンが高くなるのが排卵の時期です。排卵時の女性ホルモンは大体２００～３００pg／mℓに上がりますが、妊娠すると４万pg／mℓ以上にもなるといわれています。このように女性の体には非常に大きな変化が起こるのです。

妊娠によって起こる体への負担

妊娠すると、女性の体はどのような状態になるのか具体的に示していきます。

血液量：約１・５倍。つまり貧血状態
血圧：１４０／90以上で妊娠高血圧症候群（ＰＩＨ）
凝固：血液が固まりやすいため血栓症（肺塞栓）のリスクが高まる
消化器：子宮が腸を圧迫し、腸の動きが悪くなる
呼吸：横隔膜が上がるため、肺体積が小さくなる
妊娠に関係する重症な疾患：ＰＩＨ、脳出血、肺塞栓
年間の妊産婦死亡数：約30～50人／年

図28 妊産婦死亡人数

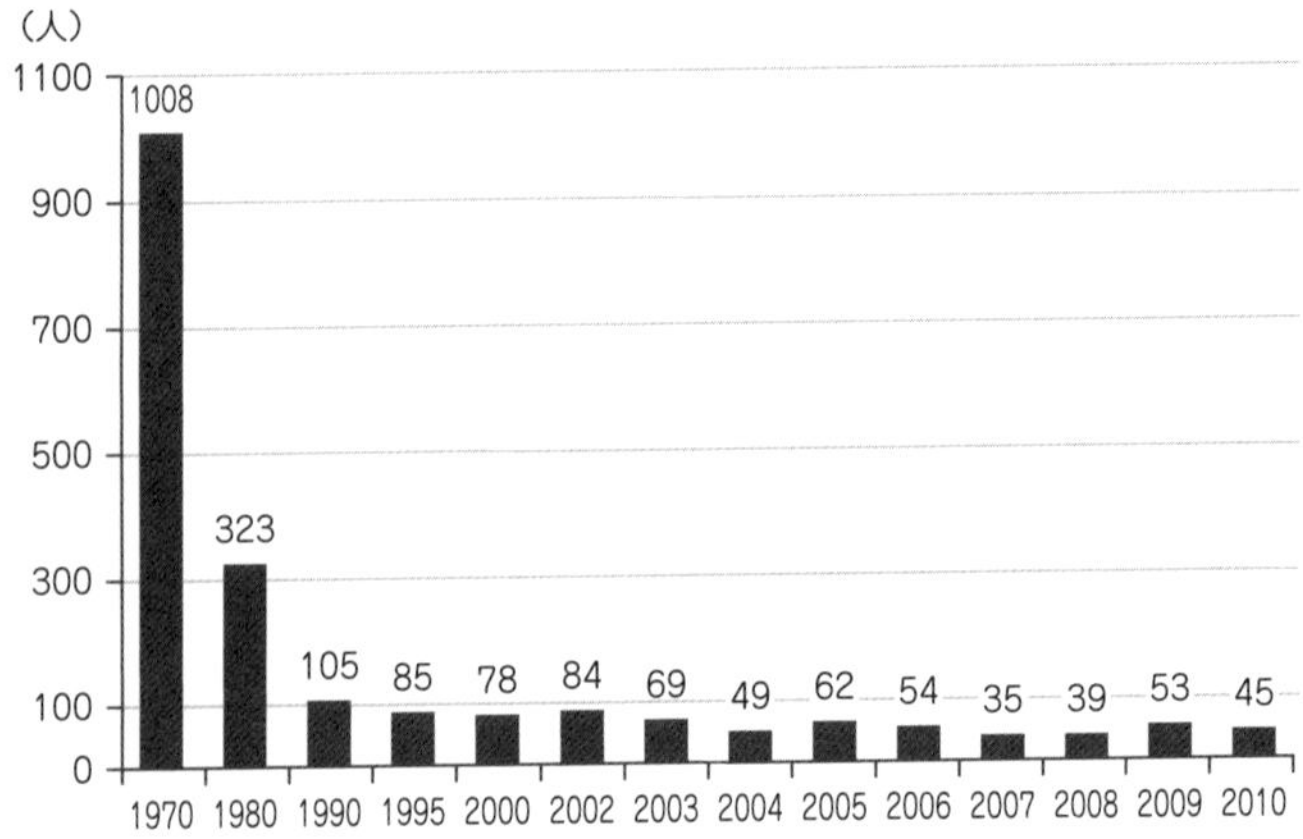

参照：日本産科婦人科医会「平成22-24年妊産婦死亡」を基に作成

これらの状態からわかるとおり、妊娠した女性の体は大きな負担を抱えます。妊娠することで、不妊治療をしているときには起こらない状況になるのです。

産婦人科や医療スタッフの方々のおかげで、この40年で妊婦さんの死亡人数はかなり減ってきています（図28）。しかしながら妊娠することで、体に負担がかかるのに変わりはありません。

妊娠を希望するということは、女性の体が今とはまったく違った、いろいろなリスクを背負う状態になるということを、夫婦で理解しておく必要があります。

不妊治療は何歳までやるか

　これはよく聞かれる質問ですが、妊娠年齢の限界はかなり個人差があるため、一概に「〇歳までです」と言うことはできません。

　治療をするか、しないか。出産の経験はあるか、ないか。年齢やＡＭＨ値に合わせた最適な治療法が実施できているか、いないかなどによっても変わってきます。

　既述したように、体外受精の患者さんで45歳以降で出産されたケースを経験しましたし、最近は42歳で体外受精を開始し、約２カ月で妊娠し卒業された方もいます。

　しかし、治療を行っているうえでの印象として、45歳以上になると治療の進みが一気にゆっくりとなり、今までできていた治療もなかなかできなくなり、つらい思いをされている方が多くなることは間違いありません。

　一般的にいうと出産可能な年齢の限界は、閉経の10年くらい前といわれています。

　平均の閉経年齢は50歳とされているので、40歳程度が境界線となります。不妊治療を専門に携わる医師が治療継続の意思を確認するのは、45歳から50歳までが多いのではないでしょうか。

現代の日本の最新データでは、次のようになっています（日本産科婦人科学会「ARTデータブック（2017年）」より）。

45歳以上の体外受精治療成績
妊娠率：0〜3％
流産率：60％以上
出生率：1％以下

これはかなり厳しい状況です。この確率をどうとらえるかを、主治医と一緒に考えなくてはなりません。私はこれまで、40代後半の厳しい状況でも出産した方を実際に見てきました。妊娠した方々も最初は実際の確率を知り絶望し、ダメだと思いながらも治療を続けたのです。まさか自分が妊娠するなんて、思ってもいなかったわけです。

確率は客観的データとして参考にすることはできても、個人に該当するとは限りません。

どれだけ厳しいといわれていても、出産ができればその人個人にとっては１００％の治療結果となるからです。

ですから、まずは現状の自分の体や同じ年齢に当てはまるデータを正しく知ることが大切です。治療を開始するなら、まずは自分の体を一番に理解し、自分のために多くの選択肢を提案し、手段を選んでくれるクリニックで後悔のない治療をすることが大切です。

不妊治療はどこまで続けるべき？

これはネットやブログでもよく取り上げられているテーマです。私の考えとしては、およそ半年を1クールと考えて、過程を振り返りながらやっていくといいと思います。目標を持って期間を決めてやっていくことが大事です。

不妊治療を半年やってみて、妊娠できなければ振り返ってみる。体調はどうだったか、経済的な負担はどうだったか、かかった時間はどうだったか、精神的にはどうだったかなどです。

もう半年やれそうだと思ったら、主治医と相談のうえ、次の人工授精に半年挑戦してみる。もし授かれなければ、体外受精に挑戦するのもいいでしょう。明確には決めていませんが、当院では治療の最短プランを提案するので、妊娠した方の統計をみると1年までに妊娠という結果が出て卒業されていく方が多くを占めています。

それから当院では、男性女性ともに50歳までで治療終了の提案をしています。もちろん例外は存在しますが、その時はあらためてしっかりとご夫婦の希望と状況を聞かせていただき、治療継続を決めています。治療終了を考える理由は、子どもが成人したときにご両親が70歳になられているからです。

お子さんを授かれば、もちろん育てていかねばなりません。身体的な負担も経済的な負担もかなりあります。子どもを育てる環境がしっかり整えられているかどうかも、私は患者さんとよく話し合っています。それも含めて、どこまで続けるかを慎重に決めるべきなのです。

女性が閉経する理由

閉経とは、12カ月以上生理のこない状態が続いたときのことを指します。女性にとって閉経を迎えることは、寂しいことかもしれません。

なぜ女性は閉経を迎えるのか。閉経時にも、卵巣の中には卵子が１０００個は残った状態であるといわれています。

前述したように、脳と卵巣は上司と部下に例えられるくらい緊密にリンクしています。卵巣内の卵子が少なくなり、女性ホルモンがなかなか出せなくなると、脳はそれに気づいて卵胞を育てるために多くのホルモンを出すようになります。最初はこの刺激に卵巣がなんとか反応して排卵するのですが、今までのようにはいかず生理不順となり、最後はどれだけ脳が刺激をしても卵巣は反応しなくなり、閉経となります。

閉経については、こういう考え方もできるかもしれません。自分で意識していなくても、脳はいつも自分の体を守ろうとしています。例えば、出血すると心臓がバクバクします。なぜなら血が足りないから、脳が「もっと血液を送りなさい」と指令しているからです。

短期間で急激に痩せすぎると、生理が止まることがあります。痩せて体力がなくなると、自分の生命を維持するのに精いっぱいですから、「排卵より命優先だ」と脳が生理を止めるのです。

50歳、60歳になると、体の内臓機能や血管はそれなりに衰えてきます。脳は「今、妊娠したら、体を守りきれない」と理解して閉経に向かうように、生物として進化したのかもしれません。

脳は本当に頭が良くて、みなさんの最強のボディーガードです。閉経を迎えると子どもを授かれなくなります。寂しいことではありますが、その一方で自分の体を守ろうとする、脳のありがたい働きであると考えることも必要なのかもしれません。

第4章

事例から学ぶ
妊活がうまくいくコミュニケーション術

これまで多くの夫婦をみてきたなかで、夫婦のコミュニケーションがうまくとれているご夫婦ほど妊活がうまくいくケースが多いと感じています。

そこで本章では、実際に患者さんから相談を受けるなかで、私が重要だと感じている夫婦のコミュニケーション術について触れたいと思います。

特に精神的にも肉体的にも大変な時期を過ごす妊活中のご夫婦には、すれ違いが起こりやすいものです。妊活夫婦に起こりうるコミュニケーションのズレとその解決策を、いくつか事例を挙げながらお伝えしていきましょう。

妊活中の「どうしてわかってくれないの？」は男性には禁句！

お互いに子どもが欲しいのに、互いに気を遣って本音をなかなか言えない。そして意見を言えないままとりあえずクリニックを受診し、検査や治療を始めていく時に始まる夫婦の喧嘩――。

私はこういったケースに何度も遭遇してきました。夫婦という関係であっても、男と女。

これまでまったく違う体でまったく違う人生を歩んできたわけです。そんな二人が本気で子どもを望むのであれば、まずはお互いの体とお互いの理想を共有しなければなりません。

長くお付き合いをしてきた場合、お互いの性格や癖、趣味など知っていることも多いでしょう。しかし男と女の体の違い、子どもをいつ、何人欲しいかなどを具体的に話し合う機会は限りなく無いに等しいのではないでしょうか。

つまり、夫婦になってもお互いの体については知らなくて当たり前。お互いの子どもに対する理想は違って当たり前です。

特に女性の場合、「どうしてこんなに長く一緒にいるのにわかってくれないの？」という声をよく耳にします。しかし、男性に対してこの言葉は禁句です。

毎月１０００件以上の不妊外来をやっていると、あらゆる男女関係をみることができます。そのなかで、多くの男女関係に共通する点に気づきました。

女性　気づいてほしい・察してほしい・感じてほしい・言わなくてもわかるよね
男性　具体的に・なぜ・いつから・どのように・納得できるように言ってほしい

この違いに気づいたとき「そりゃ喧嘩もするし、険悪になるよな。男女関係は本当に難しいんだ……」と、実感したのを覚えています。

いろんなご夫婦や男女関係を見てきた私が妊活を開始するときのアドバイスをするとすれば、こうです。

妊活や治療が始まると、私は男性に「妊娠、出産はどうしても女性に負担がかかり、女性に合わせていかないといけない時期があります。ご主人さまも本当に子どもが欲しいのであれば、そこを理解してあげてくださいね」と説明しています。

だからこそ、妊活や治療を始めるときには、女性も男性のことをぜひ理解してあげてほしいのです。「私はこういった理由で、いつ、何人、このような家庭を理想に描いているから、今から行動を起こしたい」と、男性が納得できるように自分の口から伝えてあげてほしい。

実際に、これを実践されているご夫婦によくみるパターンがあります。

始めるときはなかなか腰が重かったご主人。でも奥さまの想いと体の状態、不妊治療を理解することで、奥さまよりご主人のほうが治療に熱心になり結果を求め始める。

これは実に多いケースです。男性は、理解をしてやると決めたらものすごい勢いで決断を進めていきます。妊活に向けての会話や、治療への第一歩に悩んでいる方がいたら、ぜひ実践してみてください。これはおすすめです。

妊活中の「今日は無理」は女性には禁句！

本来、セックスとは二人の関係の中で、二人の思いと感情のタイミングが合った時に行われることと思います。今日か明日には必ずセックスをしないといけないという設定に戸惑う男性は多いのではないでしょうか。

タイミング療法をしているご夫婦で勘違いされやすいのが、クリニックに通院してタイミング療法が始まったら、先生が指示した日以外のセックスは禁止と考えている方がいます。

それはまったく違います。

私はタイミング療法のご夫婦にはこのように伝えています。

◆週に3回以上セックスができている場合

「そのまま夫婦生活を続けてください。排卵前、排卵後のチェックは私がしますので、あまり日付けを気にせず今までどおりリラックスして続けてください」

◆週に2回セックスができている場合
「そのまま夫婦生活を続けてください。排卵前のセックスを大切にしましょう。排卵日の予測は私がしますので、今までどおり余裕を持ってセックスを続けてください」

◆週に1回以下のセックスになる場合
「今のままでは、排卵前にセックスができない可能性があります。排卵日を設定するので、できれば排卵日の2～3日前にその1回を調整してみてください」

週に複数回のセックスがとれているご夫婦はそれほど日付けを気にしてセックスをとる必要はありません。本当はセックスの回数を増やしていくことがベストですが、そんな単純に回数は増やせるものではありません。日本のご夫婦がどこの国よりもセックス回数が少ないのは、先ほどお伝えしたとおりです。

女性からセックスをとる日を男性に告げることは、簡単なことではありません。どれだけ恥ずかしくても言いづらくても、一緒に子どもを授かりたいから告げる、勇気の必要な行為なのです。

だから、せめてその日だけは協力してほしい。男性は女性が勇気を出して告げていることを理解し、ぜひ「今日は無理」と言うのではなく、今日こそは、協力してあげてください。

不妊治療中の「もう少しセックスしておけばよかった」は夫婦で禁句！

前述したように、不妊治療は大きく三つの段階があります。

①タイミング療法
②人工授精
③体外受精

①、②、③へと進むのがステップアップ。それぞれの治療に納得し、できるだけのことを行ったうえで結果が出ない。だからステップアップをしているはずです。ステップアップをすることで新たなご夫婦の原因が見つかることもあります。

タイミング療法でやるべきセックスにやり残したという思いを持ちながら、人工授精、体外受精の治療を進めていくことは、振り返った時に夫婦の頑張ってきた努力をすべて否定してしまうことにつながります。

「もう少しセックスしておけばよかった」という会話が夫婦の間で出ないように、ぜひやりきったという実感を持って、納得してステップアップしてください。

今できることを、今やる。

これは最短で妊娠を達成させるための、最も大切な心構えだと私は思います。

いつ子どもが欲しいのか、時期を具体的に話し合う

妊活中の問題としてよく挙げられるのは、奥さんと旦那さんで赤ちゃんを望む時期にズレがあるパターンです。

女性「赤ちゃんが欲しい。あなたは?」
男性「俺も欲しいよ」
女性「じゃあ、子どもを作ろう。できるだけ早く欲しい。できれば年末には赤ちゃんを抱きたいな」

男性「え、ちょっと待って。俺が考えているのはもっと先だよ。3年後に子どもがいたらいいなと思ってる」

いつ子どもが欲しいのかを、初めて夫婦で話す時によくあるシーンです。この問題は夫婦できちんと話し合わなければ解決することができません。

そもそも、3年後に子どもが欲しいと考えている場合、病院やクリニックに積極的に足を運ぼうという意識にはなりません。それに、どちらか一方だけが子どもを欲しがっているという場合、これまでお伝えしてきたとおり、不妊治療を施すことはできません。なぜなら二人の同意が必要だからです。

子どもが欲しい時期にズレがある場合は、まず女性の体や妊娠のメカニズムのことを知っていただきたいのです。そのため専門の先生に、話を聞くだけ聞いてみることをおすすめします。

本書でもお伝えしてきましたが、男性と違って、女性は妊娠できるタイムリミットが明確にあります。基本は45~50歳で妊娠のタイムリミットとされる方が現実としては多くいらっしゃいます。時々、国内外の芸能人で40代後半、50代で妊娠したというニュースがテレビを賑わせますが、誰もがその年齢で妊娠できるわけではありません。これは非常にまれなケースです。

また、避妊をやめたからといって誰もがすぐに妊娠できるわけではありません。

3年後に懸命に子作りに励んでも、スムーズにいかない可能性はあります。そこから不妊治療を始めるとなると、赤ちゃんを抱っこできるのは予定よりさらに先になってしまうかもしれません。

・女性が欲しいと考えている時期を優先できるかどうか

かつては、コウノトリが赤ちゃんを連れてくるまで自然に任せればいいという時代でした。女性は結婚したら家庭に入り、働かなくていいといわれていました。

しかし、時代は大きく変化しています。女性活躍推進法ができ、女性もいろんな分野でどんどん活躍しましょう、子育ても仕事も充実させましょう、という社会になってきました。

このような時代に大切なのは、「ただ赤ちゃんが欲しい」ではなく、夫婦で「いつ欲しいか」について話し合い、計画を立てることです。

男性にも思い描く人生があるかもしれませんが、妊娠によって体に大きな負担がかかるのは女性です。働きながら妊娠出産するために、仕事の調整に悩む女性は多くいます。

ですから男性は、できる限り女性の想いに寄り添ってあげてほしいのです。

赤ちゃんができると、夫婦生活は大きく変わります。赤ちゃんに費やす時間も経済的な負担も増えます。いつ欲しいかを決めないと、行き当たりばったりの人生になってしまいます。そうならないためにも、自分たちの人生を二人でデザインしていくのです。

具体的な時期を決めたなら、女性だけでなく、男性も一緒に妊娠についての知識を身につけてください。妊活は「知る」ことから始まるのです。

そしてできるだけ早い段階で、女性の卵巣年齢（ＡＭＨ）を調べに行くことをおすすめします。若くても、卵巣内の出産可能な卵子の数が少ないケースはあります。採血だけでわかる簡単な検査です。

やってはいけないことばかりを指摘しない

妊活中にやってはいけないことが、ネット上に溢れています。

すると、夫婦でこんなケンカになることがしばしばあります。

女性「あなたがお酒を飲みすぎるから、いつまで経っても子どもができないのよ！」
男性「じゃあ、やめたらすぐに妊娠できるのか？」
女性「……」

実際に私も患者さんから、「あれはやってはいけないんですか？」「これもいけないんですか？」と多くの質問をされます。

そのときには、原因と要因を分けて考えたほうがいいとお伝えしています。

原因とは、その問題を取り除くと結果が良くなることを指します。

例えば「男性がお酒をやめたら妊娠率が〇％上がった」というデータがあったとすれば、

お酒が原因ということになります。ちなみに私は、こうした信用度の高いお酒のデータは見たことがありません。

一方で要因とは、例えば「不妊症のカップルの男性１００人に生活習慣を聞くと、お酒を1合以上飲む人が多くいた。もしかしたら1合以上お酒を飲むと不妊に何か影響があるのかもしれない」となれば、これは要因です。つまり原因とは別の話です。

男性不妊の要因には、いろいろな情報が挙げられています。

精子は熱に弱いのでサウナや長風呂はダメ、風通しの良いトランクスのほうがよくてブリーフタイプは熱がこもってダメ、睡眠不足はダメ、などといわれています。

なかでも私が一番気になるのは、ストレスが妊娠率を下げているという要因です。医者に「ストレスのない生活を送ってください」と言われても、患者さんからするとその言葉そのものがストレスになりかねません。世の中ストレスなく生きている人なんて、ほとんどいないからです。

赤ちゃんがなかなかできないという悩みから、すでにストレスを感じているのに、その人に対して「ストレスのない生活をしてください」と言うのは、首をかしげたくなるばかりです。仕事をしている人であれば、ストレスの防ぎようもありません。すると不妊治療中のすべての人が仕事をやめなくてはならなくなります。

ちなみに生活習慣において、妊娠に絶対によくないことがわかっているのは喫煙です。

そのほかのさまざまな要因については、すべて細かくチェックして、それを今後どんどんやめていくというのは、逆に生活に制限がかかってしまいキリがありません。

・「やってはいけないこと」ではなく、「やるべきこと」に目を向ける

不妊治療中の二人が相談をし、納得したうえで「しばらくはお酒をやめてみよう」「サウナは控えよう」と生活習慣を変えるのはいいことです。

ただし、これらはあくまで要因であると認識しておく必要があります。あとから振り返ったときに「あれをやっておけばよかった」と後悔するのもつらいものです。

私は、不妊治療中にやってはいけないことではなく、不妊治療中にやっておくべきことに目を向けたほうがいいと考えています。

やっておくべきことはどんどんやっていく、というスタンスのほうが、ストレスも少なくなるものです。

妊娠で女性は母になり、男性は恋人気分のままである

多くの患者さんをみていて思うのは、「女性は検査薬に妊娠反応が出た瞬間、母になる」ということです。母性が強くなって自覚や責任が芽生える。だからこそ、流産するとものすごく落ち込みます。

「先生、私が髪の毛を染めたから、いけなかったのかな」「ネイルのせいでしょうか……？」「車を少しぶつけてしまって、あの時の振動のせいですかね？」とつい原因探しを始めてしまいます。

私は、「それは流産の原因になりません。まったく違います」とお話ししますが、それでも自分を責め続けてしまう人がいます。

既述したように、妊娠10週目までの流産原因の過半数が染色体異常に起因します。

また、流産を数回繰り返すと、怖くなって不妊治療をやめてしまう方もいます。なぜなら究極の話をすれば、流産しない一番の解決策は子どもを作らないことだからです。それだけ流産は、女性にとって、母にとってつらくきついことなのです。

しかし男性は、妻の妊娠がわかった時点では、父親としての自覚が芽生えづらいものです。そのため女性が深く悲しんでいるときに、いざかけた言葉がつい軽く感じられてしまうことがよくあります。

女性「流産したみたい」
男性「そうなんだ……。また、次頑張ろうね」

女性からすると、この男性の言葉は「気持ちを理解してくれない……」と感じてしまう可能性があります。

・流産してすぐの「次、頑張ろうね」はNG

例えば10歳くらいのお子さんがいたとして、万が一にも事故で亡くなられたとしたら、夫は妻に何と声をかけるでしょうか。

例えば10年も経てば、もちろん男性も親としての経験や父としての自覚がありますから、すぐには決して「また次、頑張ろう」とは言わないはずです。ただただ奥さんに寄り添い、一緒に悲しむでしょう。

でも女性は違います。何週で流産をしたとしても、10歳で子どもを失ったときと同じように落ち込むものです。「女性は妊娠した瞬間から母になる」とは、そういうことなのです。

女性にとっての流産は、男性が想像している以上の計り知れないショックであることをどうかわかってあげてほしいのです。

それから2章で触れたように、どうしても一定数の流産は発生します。その原因が妊娠している母親のせいではないことを、あらかじめ知識として持っておいていただきたいのです。知っておくことで、少なくとも女性がつい自分を責めてしまう苦しみを和らげることができます。

不妊治療と少し離れますが、妊娠後の夫婦関係について伝えておきたいことがあります。それは、妊娠すると女性はすぐにママへと変化するということです。

この変化は子どもを宿す母として必然なことであり、必要不可欠です。もちろんすべてのご夫婦が当てはまるわけではないですが、私の見る限り本当に多くのご夫婦が、次のように変化していきます。

子どもができるまで、夫にとって妻は自分の恋人のような存在。けれど母になると、夫の存在は自分の家族になります。妻にとって夫は「赤ちゃんのパパ」へと変化していきます。男性はそこに喪失感が生まれます。自分の恋人がいなくなってしまったと感じてしまう方もいるでしょう。

ですから子どもができたあと、今までのように会話がうまく続かない、相手の価値感がわからない、相手の優先順位がわからない、家族の中で自分の立ち位置がわからないといった理由で、結婚生活が嫌になり離婚するケースも少なくありません。なぜこうしたことが起きてしまうのでしょうか。

前述したように、女性は妊娠するとすぐにママになります。しかし男性は自分が妊娠するわけではないし、体をとおして胎動を感じるわけでもありません。出産したわけでもないし、十月十日、毎日お腹に赤ちゃんを感じることもない。

だから、子どもができて感動はするけれど、なかなか親の自覚が芽生えづらいのです。

こんなことは文字にすると当たり前のことですし、これは決して男性が悪いわけではありません。**男女間で、親になるために必要な時間に圧倒的な差が生じる**ことを、夫婦で認め合う必要があるということです。

しかし、女性からすると「そんなこと話し合わなくても妊娠したんだから察してよ、理解してよ、行動してよ」と感じている方が本当に多くいらっしゃるように思います。

私が本当に悲しいと感じるのは、夫婦の幸せの象徴である子どもができたにもかかわらず、この男女の当たり前の変化にお互いが気づこうとせず、歩み寄ることもできずに夫婦関係が破綻してしまうことです。

妊活中の「どうしてわかってくれないの？」は禁句！　と述べたとおり、妊娠や不妊のこと、妊娠中の体の変化のことなんて、学校教育ですらまったく受けていない男性が、女性の体を察することなんてまず無理だと理解してあげてください。

そして、大切な奥さまの体を初めて理解するために、具体的な環境を作ってあげてほしいのです。男性は、納得できないと理解や行動を起こせない人が多いものです。しかし納得さえできれば、女性が求めているところまであっという間にたどり着いてくれる人は多くいます。

「妊娠すると、味も匂いも変わるんだよ。料理を作りたくても作れない」

「妊娠すると、食べものの好き嫌いが変わったよ。今はジャンクフードが大好き」

「妊娠してから、ここがポコポコ感じるの。それが胎動の始まりなんだって」

「○月くらいからずっと赤ちゃんをお腹に感じてるの。感じない日が一日でもあるとすごく不安で。この子を育てている責任感が増してる気がする」

「初めての子育て。子どもから少しでも目を離すと子どもは生きていけないと不安を感じる。一日に一時間でいいから面倒をみてほしい」

「夜、子どもが泣く。あやしながらミルクを入れるのを同時に両方するのは本当に大変なの。子どもが泣いたら、どちらか協力してほしい」

こういうふうに、女性が日々感じている感情や手伝ってほしい内容や時間を、ぜひ具体的に男性に伝えてみてください。

・男性は女性を2度好きになってほしい

心構えとして、男性は母になる前の女性と、母になる女性に2度恋愛する覚悟を持っておいたほうがいいと思います。産婦人科専門医として多くの夫婦関係をみてきた私でも、この2度の覚悟がなければ越えられなかった夫婦の壁が、実際にいくつもありました。

①母になった妻を新たなステージに立った女性として理解
②同じ女性に2度恋愛する覚悟を持つ
③生まれた子どもと一緒に家庭を愛す

女性にとっては、わざわざ言わなくても理解してほしい当たり前の3項目かもしれません。しかし、男性にとってこれらを察するのは難しいものです。急激な家庭内の変化に対応していくためにも、この3項目を心に留めて、妊活や不妊治療に携わるといいでしょう。

・男性は親となるきっかけを早くから持つべき

男性にも「親」となるきっかけを早くから持っていただきたいのです。

そのためには、妊活や不妊治療の早い段階からできるだけ一緒にかかわり、日々変化する女性の体を理解したり、「子どもがいつ欲しいか」を夫婦で真剣に話し合う時間を作る努力をしたり、不妊治療を開始しているのであれば初診を夫婦で一緒に受診したり、女性の排卵日に興味を持ったり、その日に合わせて少し仕事を調整したり、治療の説明会には積極的に参加したり、子どもとなる受精卵の成長を一緒に見て喜んだり、不安になったり、胎動に耳を傾けたりして、なるべく早い段階から積極的に、親としての体験をしてほしいのです。

それが自分のためでもあり、妻のためでもあり、これからやってくる子どものためでもあります。この少しの積極性で、妊活をしている夫婦関係は劇的に変化します。初めて夫婦で妊活ができるのです。

また不妊治療を専門とする医師は、できる限りご夫婦で協力して妊活、不妊治療ができるようにサポートしていくべきです。当院では妊活、不妊治療で「あれをやっておけばよかった」と後悔しないために、治療を進めていく最中に気になることはないか、やり残したことはないか、徹底して聞いています。

体外受精を始めているご夫婦には、受精卵の成長の過程を感じてもらえるような情報提供を心がけています。

例えば、すべての顕微鏡をＷｉ-Ｆｉネットワークにつなげることで、タブレット端末で顕微鏡下の受精卵の映像をリアルタイムに見ることができます。受精卵を培養する専門職を胚培養士といいますが、胚培養士が見ている神秘の映像を、患者さんご本人たちにも間近に体験していただけるようにしています。

先ほど不妊治療中の夫婦の禁句に挙げた「もう少しセックスしておけばよかった」などの、夫婦の思いがすべて台無しになるような言葉が後々出てこないよう、今日やるべきことを今日夫婦で実践する。

不妊治療は「夫婦でやるべきことは全力でやった。でも本当にできない。今とは違うやり方なら妊娠できないか……」と、ご夫婦の体に合わせて治療をステップアップしていく。この流れを夫婦でしっかり作ることが、後悔しない不妊治療につながります。

妊活夫婦のコミュニケーションには、医師をうまく使う

知人からこのような相談がありました。

「不妊治療をしている友人にはなんら問題がなく、男性側に問題があるようで……ただ『あなたの精子に問題がある』とご主人に言えないそうです。どう伝えるといいのでしょうか……」

私は専門家から伝えてもらうべきだと伝えました。この場合、双方の気持ちを考えると女性側から伝えるのは非常に酷です。ご主人に伝えづらい話をするときは、医師にお願いすればいいのです。「先生が、お話ししたいことがあるから忙しいと思うけど来てくださいって言ってたよ。一緒に行かない？」と伝えてみるのも一つです。

このように不妊治療中に困ったことが起きたら、どんどん医師に相談することです。

また、このようなケースもありました。ご主人がすごく優しく、奥さんのことも大事に考え、二人の子どもが欲しいと熱心に通院していた患者さんがいました。

そのご主人は最初の精子の所見で、数値が乏しいとわかったときに離婚まで考えたそうです。自分と一緒にいたら子どもができない。申し訳ないから、自分と離婚してほかの男性と結婚して子どもを作ってもらえれば、と真剣に考えたとおっしゃっていました。

でも、精子は毎日作られているので日々判定は変わります。数字も結果も変わるのです。だから一度の検査で判断してはいけません。

私たちはすぐ旦那さんに説明をして納得いただき、結果的に体外受精でこのご夫婦にはお子さんが宿り、無事出産することができました。お子さんができるかできないかは、夫婦にとって非常に大きな課題です。だからこそ常に正しく情報を受け取る必要があります。

医師としては当然正しい情報を伝える必要がありますので、当院では最初のカウンセリングや検査には、できるだけ夫婦二人で来ていただくようお願いしています。

妊活は二人で取り組むもの

妊活のブログをのぞくと、「夫が妊娠を手伝うというスタンスでいて、イライラする」という書き込みをよく目にすることがあります。

私はこうしたことを避けたいので、初診のときに力を込めて聞くことがあります。

「もちろんですが、二人ともお子さんが欲しいですよね？　子どもはお二人が協力しないとできないですよね？」と。

その理由は、赤ちゃんについて二人で話すきっかけにしてもらいたいからです。そして、「私たちは二人で子どもが欲しいかどうかを決めたよね」という同意のうえで、スタートラインに立ってほしいのです。

二人で決めたとなれば、「困ったことがあれば、何でも言ってくれよ」「俺が病院に行けないときに何かあったらすぐに連絡してくれよ」というスタンスになってほしい。

不妊治療は選択の連続です。本書に書ききれなかった治療法や選択肢もたくさんあります。ということは、つまりそれだけすべき決断も多いということです。その都度、夫婦二人で決めていく必要があります。

妊娠は女性だけのものではないし、男性だけのものでもない。二人で乗り越えるべきものです。常にお互いが半分の役割を持っているという自覚が必要です。

夫婦でしっかり向き合うことが大切

時々、夫に不妊治療をしようと言い出せないという女性がいます。

どうして言い出せないのかと聞くと、「不妊治療をしてまで子どもは欲しくないと言われそうで怖い」とのことでした。

繰り返しになりますが、妊活は夫婦二人で取り組むものなので、大前提として子どもが欲しいかどうかをよく話し合うことが大事です。「夫にこう言われそうで」ということは、まだ話し合いができていない証拠です。

こうしたケースは、もしかするとご自身の偏った考えからくるかもしれないので「こう言われるに決まっている」と決めつけず、時間をかけてじっくり話し合いをすることです。

それから、不妊治療に対して「そんなことまでしたくないと夫が言う」といった話を耳にします。しかしこの場合、ご主人が実際にどのような治療がなされているのかを知らないケースがほとんどです。不妊治療の技術は、日進月歩で進んでいます。自分たちに適した最先端の治療を施してくれるクリニックを探したうえで、「やらなくてもいいから、まずは不妊治療について勉強しに行こう」とご主人を誘ってみてください。

男性は結果を重視する傾向にあります。「今の状況だと、人工授精よりも体外受精のほうが妊娠の確率は高くなります」と説明すると、むしろ男性のほうが興味を示して「ぜひ、体外受精に挑戦したいです」というケースも当院では少なくありません。まずは夫婦二人で話を聞きにいくことが大切です。

不妊治療中は妊活友達をつくらない

不妊治療中、ご夫婦にはどんどん仲良くなってほしいと思います。一方で、不妊治療中は不妊治療仲間をつくらないほうがいいかもしれません。

なぜなら、人はつい比較してしまうからです。どちらが早く子どもができたとか、お金がかかったとか、情報交換をしだすと余計に不安を感じたり、焦りを感じたりしてしまうことは少なくありません。

最初は「一緒に頑張ろうね」となりますが、いざどちらかが先に妊娠すると、妊娠していないほうは傷ついて、ショックを受けます。

夫婦二人の赤ちゃんが欲しいのだから、夫婦二人のペースで進めていけばいい。「ほかの家庭のほうが早くできた」「治療費も安く済んだ」といった情報はまったく必要ありません。

妊活のＳＮＳやブログでも、妊娠した瞬間にその人のアカウントを削除するケースが多いと聞きます。「なぜ不妊治療で頑張っている人のコミュニティなのに、妊娠出産したことをアップするんですか」と叩かれたりする。本人にその気はないのに、「あの人、妊娠したら急に上から目線になった」と言われることもある。

不妊治療中の女性はそれほどにプレッシャーを感じています。無駄に傷つくことが多くなってしまうので、ならばはじめから、治療仲間はつくらないことを私はおすすめしています。

体外受精のステップで夫婦の絆はより深まる

不妊治療のなかでも、体外受精のステップは特に夫婦の関係が深まります。

その理由は、これまで見えていなかった不妊の原因が明らかになってくるからです。タイミング療法と人工授精は、体内で精子と卵子が出会います。体内で受精する場合、どんな精子、どんな卵子が受精するのかもわからない、出会っているかすらわかりません。体外受精では、そのわからない部分をご夫婦自身の目で実際に確認していく治療になります。

今月はどのような形の卵子なのか
今月はどのような形の精子がどのような動きをしているのか
その精子と卵子が出会うと受精卵になるのか
その受精卵は何日目まで元気なのか

このように、これまで目に見えていなかった状況で〝良い状態である〟と信じていた部分を実際に確認していくのです。

つまずいている点が明確になれば、誰だって前向きになれます。目標が立てやすくなるわけです。当院では「体外受精のステップに入ったら、前向きに治療を進めることができました」「夫婦で話がしやすくなりました」といった声が、実際に増えてきます。

二人で問題をクリアしていこうという気持ちが芽生えやすいので、夫婦の絆もより深まるようです。

これまで多くの不妊治療を提供してきましたが、医師と夫婦のコミュニケーションがしっかりととれていれば、体外受精は治療後や妊娠後に夫婦間のコミュニケーションが圧倒的によくなるチャンスになると感じています。

次章では、実際に体外受精を行って夫婦関係が深まった、ご夫婦のリアルな体験談をお伝えしたいと思います。

第5章

つらい時期を乗り越え深まる夫婦の絆
一緒に取り組む妊活は
かけがえのない想い出となる

不妊治療を卒業したカップルのリアル

・妊活をとおして初めて知ったお互いの本音

ここまで不妊治療の具体的な方法や妊活中のコミュニケーションについてお話してきました。不妊治療をとおして感じるのは、不妊治療がご夫婦にもたらすものの大きさです。つらさもありますが、赤ちゃんを授かったときの喜びや、不妊治療によって深まるご夫婦の絆など、得るものは少なくありません。私はそのことを、いつも患者さんから教わっています。

ここでは、不妊治療によって絆が深まったご夫婦のインタビューをお伝えします。二人のリアルなお話が、これから妊活に挑む方々へのヒントになれば嬉しく思います。

健太さん（29歳）と麻衣さん（31歳、共に仮名）は、ほかの産婦人科にて、麻衣さんが多嚢胞性卵巣症候群と診断され、タイミング療法を3回実施したあと、紹介で当院に来られました。

当院でも再度3回のタイミング療法を実施（前医を含めて計6回）したあとに、体外受精にステップアップ。採卵1回、移植1回、期間として1カ月半で妊娠が判明し、妊娠10週に至ったことから当院を卒業され、めでたく出産されたご夫婦です。

※安定期に入った妊娠10週で当院への通院は終了（卒業）となります。以降は、ご本人たちが選んだ産婦人科、もしくは当院で紹介している産婦人科に通院することになります。

・30歳で二人の子どもを抱くのが夢でした（健太さん）

木下 まず、妊活を始めようと思ったきっかけを教えてください。

麻衣さん 子どもが好きだったので、結婚してすぐに欲しかったのです。でも結婚する前から生理不順だったから、すぐにはできないだろうと思っていました。なので早めに産婦人科に行きました。検査してもらうと「多嚢胞性卵巣症候群です。女性ホルモンが出ておらず、排卵していません。自然妊娠はできません」と言われました。まさかそんなことはないだろうと思いましたが、よくよく考えてみると思い当たる節はありました。年に2回しか生理がこないこともあったのです。

健太さん　僕も子どもは好きで、結婚したらすぐにでも欲しいと思っていました。できれば30歳には二人の子どもがいて、抱っこできていたらいいなと。子どもが欲しいという思いにおいて、お互いに隔たりはありませんでした。

木下　産婦人科で「子どもができない」と言われてどうしましたか？

麻衣さん　病院でその日のうちにクロミッド（排卵誘発剤）を処方され、タイミング療法をするように指示がありました。主治医には「クロミッドでのタイミング療法はうちの病院では3回まで」とも言われました。自分のなかでは、妊娠できないわけじゃないんだと希望が持てて、家に帰って病名のことや不妊治療がスタートすることを夫に話しました。

健太さん　自然に妊娠するかなと思う一方で、彼女に生理がきていないことも知っていました。思いどおりにならないこともあるのかな……と思うこともありましたが、僕が心配したり不安そうな顔をしたりすると、彼女にうつる。心の中では心配していたけれど、表には出さず、サポートに徹しようと思っていました。

木下　そこがすごく大事なところ。夫婦だからって何でも話していいわけじゃない。奥さんに対して言葉を選んだり、自分の表情を選んだりすることは、難しいことだけど大切。そこをクリアできないご夫婦は結構いるんですよ。

・あと何回タイミング療法をやればいいんだろうって毎日モヤモヤしていました（麻衣さん）

他院でタイミング療法の治療をしている間はどうでしたか？

木下 麻衣さん なかなか卵胞が育ちませんでした。1回目も2回目もダメ。3回目で一つ二つ大きくなったから育てようと思い、主治医の先生にも「タイミングをとってね」と言われて、排卵のキット（排卵の日を予測する検査薬）を渡されていました。ところが全然陽性にならない。結局、すぐにリセット（生理がくること）になりました。その頃は自分のことしか見えていなかったから、私ばかり仕事もして、家事もして、たくさんのことをやっている。タイミング療法をあと何回やればいいのかわからない。いつまでこの生活が続くんだろうって、毎日すごくモヤモヤしていました。それで一度爆発してしまって、夫婦で言い合いになりました。

健太さん 僕はそんな彼女を見ていて、しんどかったら休んでいていいのにと思っていました。でも彼女は何でも完璧にやるタイプ。例えば、僕が帰ってきたときにちゃんとご飯の用意をしておかなければいけない、と頑張ってしまうんです。彼女が爆発したときに、「子どもが生まれたら、もう完璧にはできないよ。どっかで妥協しないと。そのために俺がいるんだよ。一人で抱えすぎ。もっとサボってもいいんじゃないの」と伝えました。

麻衣さん　ちゃんと話しをすると、私だけが大変なわけじゃないとわかりました。でも、しばらく時間が経つとまたモヤモヤしていました。卵胞が育って排卵もあったときがあって、そのときはすごく嬉しかったですね。けれど結局育っていかなくて、化学流産してしまった。当時は自分でもわかるほど、おかしくなりました。妊娠検査薬で二本線が出ていたのに、どうしてって。

職場にもわかってもらえなかったです。「あなたはいつまで不妊治療を続けるの？」「まだ妊娠できないの？」と女性の上司に言われて、気持ちをわかってもらえなかったのも、つらかったです。

木下　そのあとは？

麻衣さん　なかなか妊娠しなくて、ずっとイライラしていました。職場の先輩に相談すると、「私は体外受精をしたよ」と教えてくれました。でも自分の祖母や祖父からは「自然にできるのを待ちなさい」と言われていたこともあって、まだ体外受精はしなくてもいいかなと思っていました。一方で、母は「あなたの好きなようにしなさい」と言ってくれていました。すぐに赤ちゃんは欲しいし、早く抱っこしたい。
体外受精に踏み切ろうかなという気持ちも出てきて、揺れていました。

・木下レディースクリニックに来てみると、夫婦で来ている人が多くて驚きました（健太さん）

木下　今、医療は細かく分かれてきています。産婦人科での治療と、不妊治療に特化した専門クリニックとの違いを肌で感じたことはありましたか。

麻衣さん　子作り＝産婦人科のイメージを自分で作っていました。でも実際に産婦人科に行ったら、「不妊治療は専門外です」と言われた。多嚢胞性卵巣症候群という病名がついた時点で手を出せないと。その産婦人科でタイミング療法を3回やりましたが、そのあとは「手術するか」「不妊専門のクリニックに行くか」を主治医に提示されました。不妊治療専門のクリニックが存在することは、そこで初めて知りました。

健太さん　僕も産婦人科に行けば、最初から生まれるところまで全部やってもらえると思っていましたね。

麻衣さん　ネットで、「不妊」「子ども欲しい」とキーワードを入れて調べてみても、挙がってくる病院は産婦人科ばかりでしたし。

健太さん　嫁さんから「不妊治療のクリニックに行ってみる」と言われて、そういうところに行くんだと初めて知りました。何をやっているかわからないから、そこからいろいろ調べ始めました。

木下　うちのクリニックのような専門機関は、敷居が高いと思う方も多いみたいですね。

麻衣さん　それはあります。そういう不妊専門クリニックに夫を一緒に連れていっていいのかも迷いましたが、夫は普通についてきてくれました。

健太さん　行ってみると、意外と夫婦で来ている方が多くてびっくりしました。

木下　当院もそうですが、不妊専門のクリニックには説明会や相談を無料でやっているところもある。専門的な話ができるし、来てもらえれば、ほかの患者さんもいますから不妊で悩んでいるのは自分たちだけじゃないこともわかる。実際にクリニックを見て、話を聞いて、「こういうものか」と思うことが大事。気軽に門を叩いてみてほしいです。

・結果として妊娠ができるならどんな方法でもいいと思いました（健太さん）

木下 産婦人科から当クリニックに来て、あらためてタイミング療法を3回やりました。タイミング療法でのセックスはどうでしたか？ 医療のことも考えながらになると、いつもどおりにはいかないこともあるかと思います。

健太さん タイミングをとる日はいつもと違う感じがありました。頑張らなきゃと思って変な力が入る。プレッシャーとまではいかないけれど、やりにくさはありました。自分のタイミングというより、お互いの波長があったタイミングでやるしかありませんから。

タイミング療法が、前の産婦人科の治療と合わせて、トータル6回目くらいになったとき、このままやっていてもお互いにしんどいだろうなと感じ始めましたね。仕事で遅くなる日もあって、いつも万全の状態で臨めるわけでもないし、限界かなと思っていました。

麻衣さん　ちょうどその頃、夫と一緒に受診して看護師さんから「お話があります」と私だけ別室に呼ばれました。「前の病院と合わせて、タイミング療法を6回やってきました。このあと3回できそうですか。それとも次のステップに進みますか」と聞かれました。夫とは話し合っていなかったし、私一人じゃ決められないと思って、待合室にいた夫と相談し、その場で体外受精をやろうと決めました。

木下　一般的なステップでは、タイミング療法の次は人工授精になる。けれど麻衣さんご夫婦の場合は、ご主人の精子が悪いわけでも、セックスがとれないわけでもない。人工授精がご夫婦の直接的な治療にはならない可能性が高いと麻衣さんとお話ししていました。そこで、排卵まで時間もかかるし、タイミング療法で長く治療していてなかなかチャンスに恵まれなかったという思いから、人工授精は自分に合う治療ではないと麻衣さんは決断されたのだと思います。ご主人はどう思いましたか？　あれ、人工授精やらないの？　って思わなかったですか？

健太さん　治療が合う、合わないはあるだろうし、ステップの上にいけばいくほど、確率は高くなると説明を受けていました。木下先生には常に妊娠できない体ではないと言ってもらっていたし、いつかはできると信じていました。結果として妊娠ができるのであれば、どんな方法を使ってもいいと思いましたね。

木下　社会から不妊治療を受けていると見られることはどう思いますか？　周りの人に話をしましたか？

健太さん　男はプライドがあって、なかなか自分から「うちは不妊治療している」って言えないかもしれない。だけど僕は、どう見られようと気にしない。一人ひとり違いがあると思っているから、嫁さんさえ気にしなければいいと思っていました。職場の上司には話していました。そしたら「そうなんだ。お嫁さんをサポートしてあげな」と言ってくれました。親友には、タイミング療法とか不妊治療について細かく伝えました。特に、結婚していてまだ子どもがいない友達は「そんなやり方があるんだ」と興味深そうに前向きに聞いてくれました。

麻衣さん　母親や祖父母世代には、もっと不妊治療について知ってもらいたいですね。

・体外受精のステップに進んだ瞬間、彼が優しくなりました（麻衣さん）

木下　体外受精がいよいよスタートして、最初に採卵をしたと思います。そのときはどうでしたか？

麻衣さん　タイミング療法のときは、一つだけしか卵胞を育てないようにしていたのが、「体外受精ではしっかりとお腹の中で育てたほうがいい」ということになった。どんどん卵子が大きくなったらどうなるのかなという思いもあったけれど、「多嚢胞性卵巣症候群だから、卵子はたくさんとりにいくよ」と先生に言われていたので、いっぱい受精卵ができるだろうなという期待もありました。

木下　しんどかったのは？

麻衣さん　お腹が張ってきて、今まで着られた服が着られなくなったことと、体重がすごく増えたこと。それがちょっとつらかったですね。

木下　採卵が終わったあとはどうでした？

麻衣さん　採卵の2日後ぐらいまでは、胃が痛くてムカムカしていました。4日目ぐらいからはいつもどおりの生活ができました。

木下　しんどそうな奥さんを見て、ご主人はどう思いましたか？

健太さん　とにかく休んでいいと言っていました。仕事が忙しくて遅く帰っても、自分でやるから休んでいてと。うまくいくように心のケアをしようと思っていましたね。

言葉がけも、「今日頑張ったな」「痛かっただろう」「どうだった?」という感じで、言葉を考えながらサポートに徹していました。

麻衣さん 体外受精のステップに進んだ瞬間、彼が優しくなったんです（笑）。

健太さん タイミング療法のときに、この世の終わりくらいに妻が落ち込んだことがあって、どう声をかけていいのかもわからなかった。それがまたあるんじゃないかと思っていましたね。喜びもあるけれど、生まれるまで不安も大きいです。先ほども話しましたが、僕の不安は絶対に家では言わないようにしていました。前向きに意欲的に子どもが生まれるのを楽しみにできるように、妻に対して言葉をかけていました。

木下 全力でサポートをしていくなかで、自分のここが成長したな、という点はありましたか?

健太さん 自分のアンテナが張れるようになって、彼女がしんどそう、というのがキャッチできるようになりました。体外受精という新しく取り組み始めた治療にすごく興味があったので、いろんなことを聞くようになりました。知識が増えて、こんな丸いのが赤ちゃんになるんだ。面白いな。こういうふうに子どもができるんだなって、楽しくなりました。

・不妊治療中の喜びやつらさは、すべて夫と共有しています（麻衣さん）

木下　移植したあとはどうでしたか？

麻衣さん　家では女性ホルモンのテープを貼ったり、膣材を入れたりすることは、採卵より楽に感じました。夫にも全部共有しました。妊娠10週目までは薬が続くというのも話していました。

健太さん　えっ、テープを貼るだけで女性ホルモンが出るの？　すごいって思いました。薬は絶対に毎日飲まないといけないから、冷蔵庫に貼って二人で一緒に確認し合っていました。飲み忘れを見つけると、「あれ、飲んでない、やばい！」って（笑）。

木下　男性が不妊治療に興味を持ってくれたり、声をかけてくれたり、一緒に卵が育つことを期待してくれることが、女性にとっては優しさに感じるのかな。

麻衣さん　そうですね。治療を体外受精に切り替えたときから、本当に夫婦関係が変わったなって思いました。

健太さん 今、アプリで写真を共有できるんです。受精卵から移植後のエコーの写真まで共有していて、夫婦で「ただの丸だったたのに顔が出てきた、体が出てきた」っていう変化がわかるし、すごく楽しみになっていますし、会話が増えています。

麻衣さん 妊娠出産ができるのって女性だけ。けれど、喜びやつらさを味わうのが、私だけだと困ると思って、全部夫と共有しています。「今日はこれをやった」「今日、受精卵はこうなっているよ」と細かく送るようにしています。

木下 女性は「気づいてほしい、わかってほしい」というのがある。でも言ってくれないとわからないことがありますよね。

健太さん そこはうちの場合、すごく言ってくるんです。それに、僕が興味あることを質問したら教えてくれる。妻からのアクションが大きいから、僕のリアクションも大きくなるんです（笑）。

木下 なるほど。ご夫婦が上手に不妊治療を進められた理由がわかりました（笑）。

・毎日、妻のお腹の中の命に感動しています（健太さん）

木下　妊娠がわかったときはどうでしたか?

健太さん　あれだけタイミング療法でできなくて落ち込んでいたのに、木下レディースクリニックで体外受精にした瞬間に妊娠できて感動です。日々、どんどん大きくなっていて、毎日妻のお腹の中の命に感動しています。

麻衣さん　移植日から判定日までの2週間が地獄でした（笑）。毎日、どうなんだろうって考えていて。薬を飲んでいるうちに、胸が張ってきたり、吐きそうだけど、吐かないという状態になったり、これって妊娠しているの?　そうじゃないの?　どっちなんだろうって思っていました。で、妊娠とわかって夫に伝えたら、「前、化学流産があったから、まだ安心できないよ」って、私の心にある不安を口にしてくれた。クリニックからも流産の可能性について話を聞いていたので、10週目が山だね、って言ってくれて。

木下　これから不妊治療するのに、最初に流産のこと?　と思うかもしれませんが、私のクリニックでは、最初から流産のことはしっかり伝えています。はじめに伝えておかないと、立ち直れないということが起きますからね。

麻衣さん　いつも起こりうることを事前に教えてもらえたのは良かったです。「10週までは、染色体異常による流産をする可能性があるよ」とか、「出血することもあるけれど、大丈夫だからね」って。だから、実際に出血したけれど、慌てずに済みました。

・私だけじゃなくて夫婦で頑張るしかない、と二人の目標が定まった（麻衣さん）

木下　不妊治療が終わって、やる前とやったあとで、二人の関係性で変わったことはありましたか？

健太さん　不妊治療をやって良かったと思っています。産婦人科ではできないかもしれないと思っていたのに妊娠できましたし、常に不妊治療の流れを教えてもらいながら「次はここだね」と二人で目標を立て向かうことができました。不妊治療をやることでお互いの思いや認識を合わせることができたし、前向きにもなれました。本当にほかの人に教えたくなる体験でしたね。

麻衣さん　最初にこちらのクリニックに来たときに、看護師さんに「女性だけじゃなくて、男性の協力があって妊娠ができるのよ」と言われました。そのときに、夫婦で頑張るしかないという目標が定まった。だから何でも話し合えたし、今があるのかなって思います。

木下

体外受精を始めると、一気にいろんなことがわかってきます。「こういう卵子だよ」「精子と卵子をこう合わせると受精卵になるよ」「こういう受精卵だよ」って、自然妊娠だとお腹の中で起きていることが、クリアに見えるようになる。体外受精にいくまではハードルが高いけれど、実際に取り組んだご夫婦は治療に前向きになれましたと言ってくれる。そこは体外受精のメリットかなと思います。ほかの人に教えたくなる体験とおっしゃいましたが、どういうことを教えていきたいですか？

健太さん

家庭で空気を読む力を身につけること（笑）。思ったことは、相手のことを考えたうえで伝えないといけない。体の治療は女性がメインになるので、男性側が言いたいことを我慢するのも大事です。知識が増えると、どんどん興味が湧いてきます。わかっていくことで治療が楽しくなります。「今日はどうだった？」「エコーは撮ってきた？」って聞いていましたね。

木下　男は生理もないし、胸も張ってこない。妊娠を実感するのは難しい。だから私たちのクリニックでは、お二人の卵子や受精卵をいろんな段階で動画にして、治療の過程で見てもらうようにしています。男性にも女性にも大事なことだと思っています。それによってより興味も湧いてくる。

麻衣さん　夫からいろいろ聞いてもらえるのは嬉しかったですね。できるだけ、妊娠の過程を写真で見せて、一緒に新しい発見をしてほしいと思いました。この間は、赤ちゃんの心音が聞こえてきて嬉しくて、どうしても夫に共有したかったので、心音が聞ける胎児超音波ドップラーという医療機器を買って夫に聞かせました。

木下　すばらしいですね。元気な赤ちゃんを生んで、ぜひ、抱っこさせてください。楽しみにしています。

もし授かれなくても、不妊治療で得るものはあるのか

・不妊治療を諦めても、つらい時期を乗り越えた二人は絆が深まる

体外受精はお金がかかります。しかも高額です。けれど、お買い物ではない。お金を払ったからといって、必ず赤ちゃんを手に入れられるものではありません。

どんなにお金をかけても、どれだけ努力をしても、赤ちゃんができなかったというご夫婦も残念ながらいらっしゃいます。

生殖医療に携わる医師は、できる限り赤ちゃんを抱っこできるよう、結果を出せるよう、患者さんに合った新しい治療法を提案し、新しい治療の勉強をしていますが、それでも抱っこできないという現実はあります。

どうしても欲しいと望んでいた赤ちゃんが、不妊治療をしてもできなかったことは、悲しいことだしたくさん泣かれると思います。

しかし、不妊治療に取り組む過程で夫婦間のコミュニケーションは活性化し、「以前より二人の関係が深まった」「お互いの思いを確認し合うことができた」という方々もいらっしゃいます。

不妊治療によって、お子さんができなかったということは、新しいステージに上がっていくことです。それは夫婦二人で生きていくことかもしれませんし、例えば、養子縁組などのほかの選択肢を考えることかもしれません。

私たちにできることは、治療が終わったあとに、少しでもご夫婦の関係性が良くなっていくように、経過ごとに受精卵の画像を見ていただいたり、二人で共有できるように情報を丁寧に説明したり、決断が必要なときにはご夫婦で考えてもらうように導くことだと考えています。

不妊治療の期間に二人の絆を確かめ合い、強めることは、新しい人生のステージに向かっていく大きな力となります。

「もし授かれなくても、不妊治療で得るものはあるのか」という問いに今の私が答えられることは、ご夫婦とクリニックが協力をして納得して後悔のない治療を行えたかどうか。その過程の中にあることは絶対に間違いありません。

おわりに

最後になりましたが、ここでは不妊治療で成功された方々に共通するご夫婦の形と、私の夢についてお話ししたいと思います。

私はこれまで不妊治療にかかわってきて、いろんなご夫婦をみてきました。

そのなかで、成功を手繰り寄せる夫婦の形が見えてきたのです。

それは、次のようなご夫婦です。

□不妊治療を「とりあえず」で始めない夫婦
□子どもが欲しいからスタートするのではなく、子どもが「いつ」欲しいかを考える夫婦
□不妊治療はいつ、どこでやるかが重要だと知っている夫婦
□不妊治療専門クリニックを選んでいる夫婦
□通っているクリニックの治療コンセプトを知っている夫婦
□なぜ、そのクリニックを選んだかを言える夫婦
□クリニックと二人の思いがマッチしている夫婦

おわりに

□夫が妻の妊娠率と流産率を知る夫婦
□子どもが欲しい女性にとって、毎月の生理がどれだけ苦しいかを夫が理解している夫婦
□支え方がわからない夫の気持ちを妻がくみ取れる夫婦
□流産の原因を知る夫婦
□子どもが生まれることが奇跡の連続だと知る夫婦

皆さんはいくつ当てはまりましたか？

もちろん、全部当てはまれば、確実に赤ちゃんを授かれるというわけではありません。100％赤ちゃんを授かる方法は、残念ながら、現在のところありません。

けれども、ご夫婦がよく知識を得て、右記の点で思いを一つにし、お互いを支え合うことで、治療が順調に進み赤ちゃんが生まれるケースは圧倒的に多いと感じています。不妊治療の最大の特効薬は夫婦二人の協力ともいえるのです。

今の私には、夢があります。

「自分の人生をかけて一人でも多くの患者さんに妊娠してもらうこと」

そのために必要な準備と覚悟が多くあります。最新、最良の治療を判断し目の前にいるご夫婦に提供すること。最新、最良の治療を安全に実施するために、施設や技術、成績に世界基準（ＩＳＯ、ＫＰＩなど）を導入し、客観的に自分たちを評価し結果を出し続けること。自分たちに課した準備を追求していく覚悟です。

しかし、こういった私たちだけの活動では目標は達成できません。今回説明してきたこの本の内容をもし当たり前のこととして男女が知っていたら、もし当たり前のこととして職場や上司に相談できたら、女性の妊活プランが２年、３年いや１年でも早まるのかもしれません。

妊活、治療を早く始めてもらうことで一人でも多くの方が妊娠する可能性は上がるのです。治療を始めて、最後まで妊娠ができない第一の要因は女性の加齢だからです。そのためには、男女が20代の頃から妊娠についての正しい情報と女性の体を知っておくことは必要不可欠です。

現在、私のクリニックでは社会活動の一環として、年に4回「ＡＭＨ女性の日」という日を設け、未婚、既婚、男性、女性、パートナーがいるいないに関係なく、すべての方を対象にイベントを開催しています。このイベントでは卵子、精子、妊娠、流産、女性の体を知ってもらうのと同時に、自分のＡＭＨの値を当日確認し、自分に合った妊活プランを専門家と一緒に立てることができます。※ＡＭＨ（卵巣内の卵子の残数を予想する採血）

そして、今後は仕事をする女性への支援活動として、依頼をいただければ日本全国にある企業に対して、情報発信、説明会、妊活を考える女性社員への個別カウンセリングまで取り組んでいきます。

平成28年の総務省の調べでは、女性の労働人口は２８８３万人、労働力人口総数に占める女性の割合は43・４％と、前年差０・３ポイントで上昇しています。そして現在も政府を挙げて「ニッポン一億総活躍プラン」に取り組んでおり、子育てをしながら仕事を続けることができる社会を目指しています。

一方、日本の5・5組に1組の夫婦が不妊の検査や治療をしているにもかかわらず、仕事と治療の両立ができず退職やキャリアダウンを選ばざるを得なかったという女性が多くいらっしゃいます。

悩みを抱える30～40代の社員は企業の第一線で活躍する世代であり、企業としても貴重な戦力を失うダメージは大きいはずです。

個人が企業を、企業が個人を支援していくことで、多くの戦力や有能な人材が存分に長期活躍できるようになるはずです。

私たちのような女性の専門家と企業が一緒になって女性をサポートする仕組みを提供し、女性の夢、男性の夢、そして自分の夢を叶えるために一歩ずつ近づいていきたいと思います。

最後まで、お読みいただきありがとうございました。

本書をお読みになった一組でも多くのご夫婦に、奇跡が起こるよう祈っています。

木下孝一